本書版稅將全部捐贈

台東縣南迴健康促進關懷服務協會

做為照顧偏鄉老人之用。

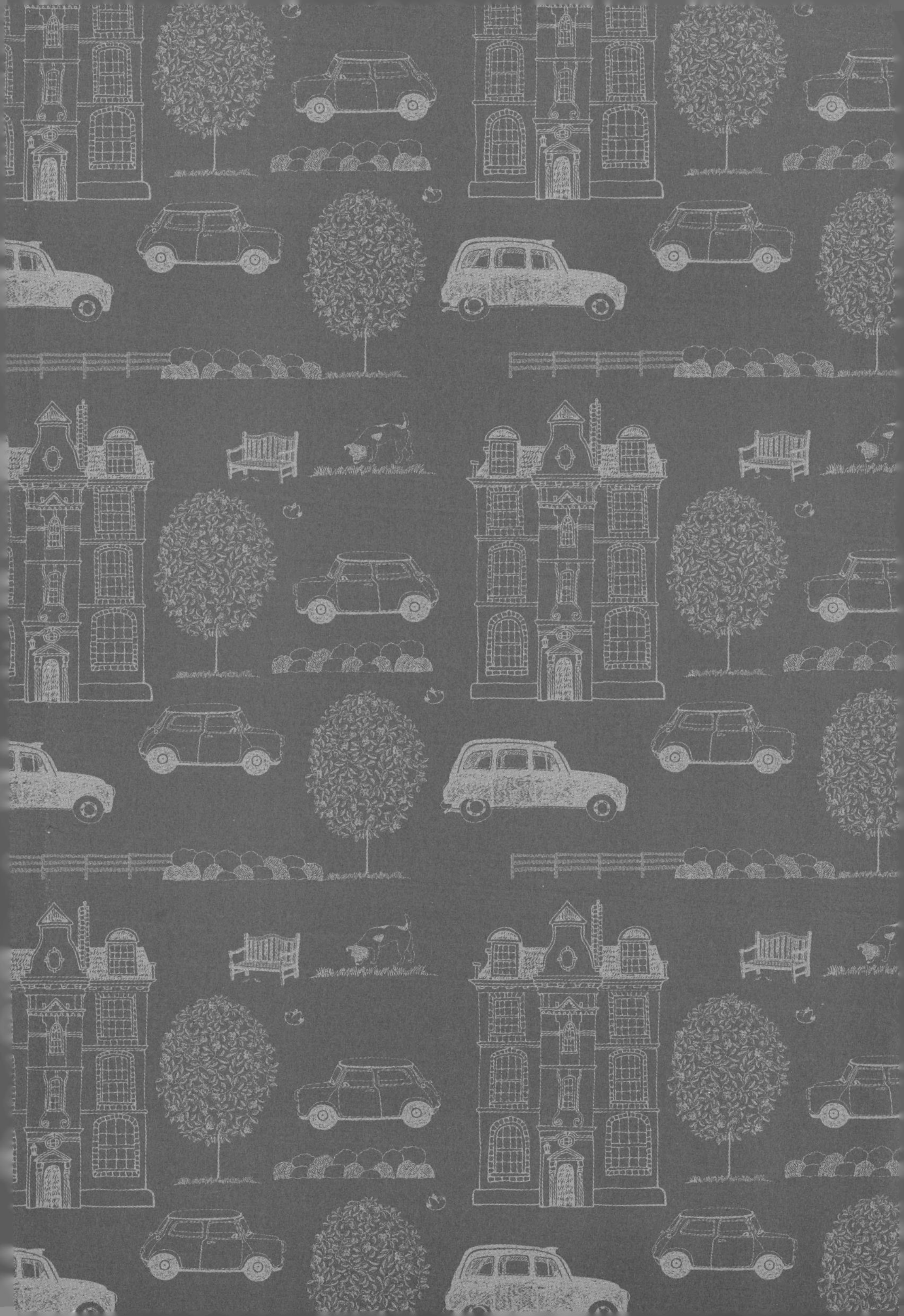

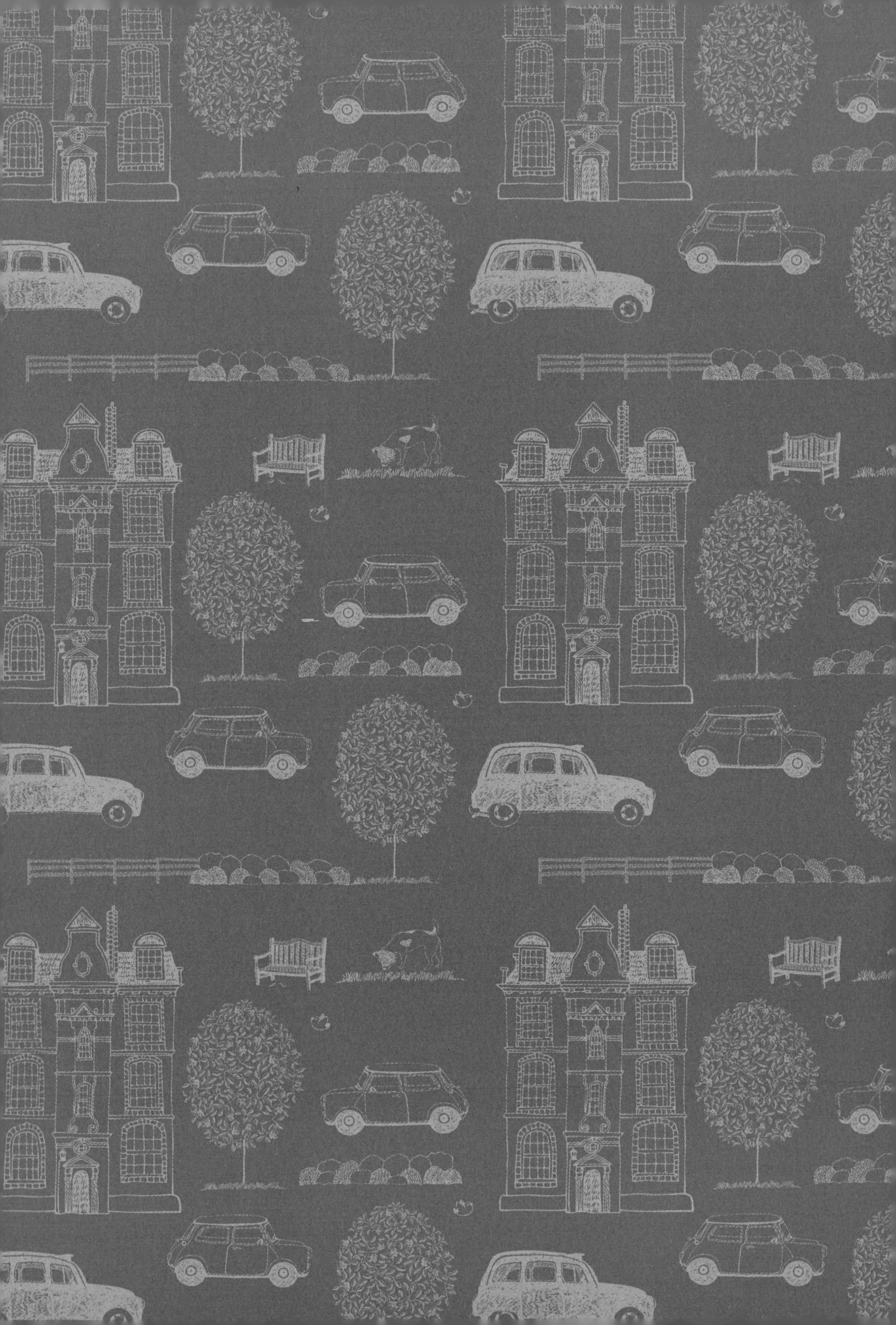

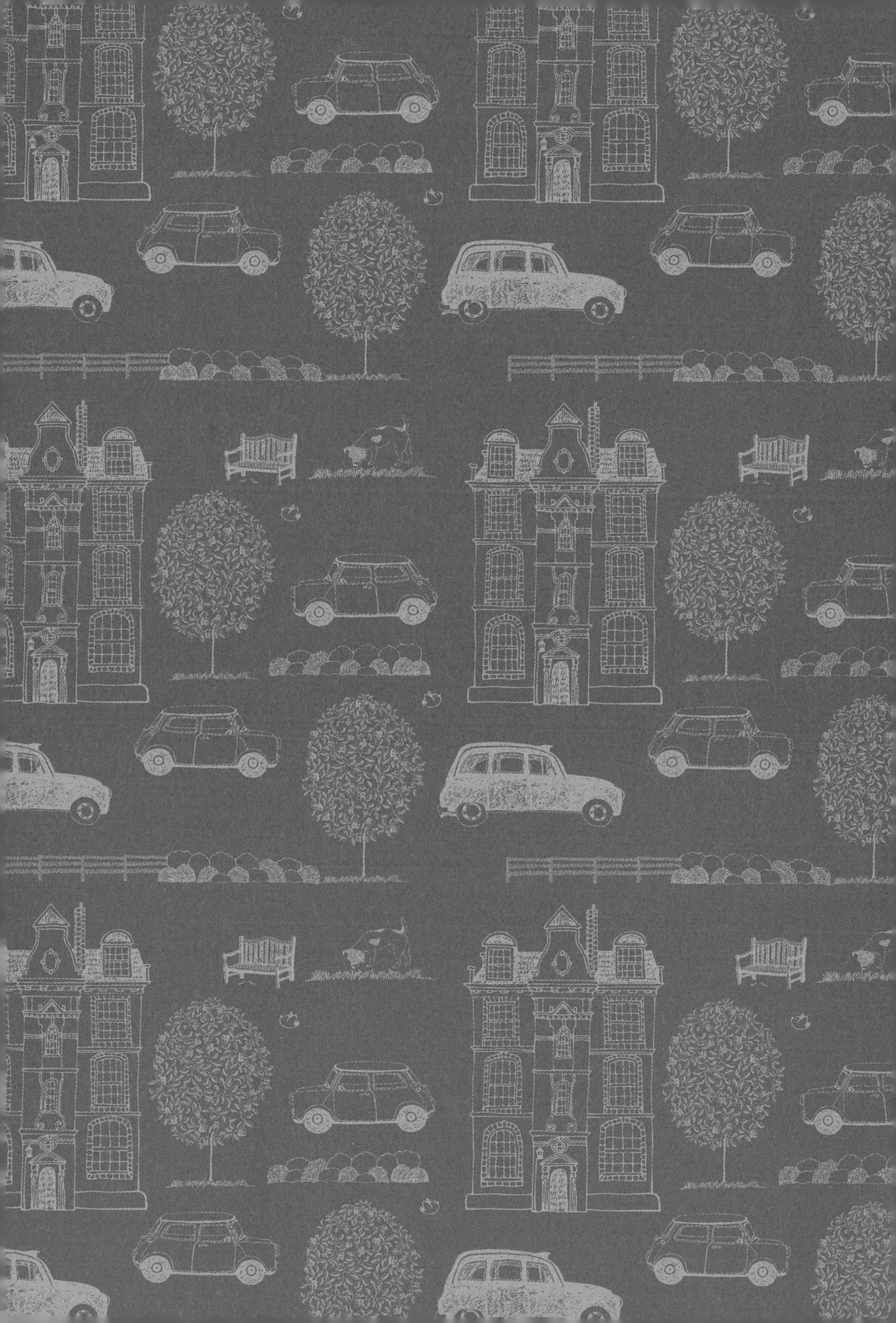

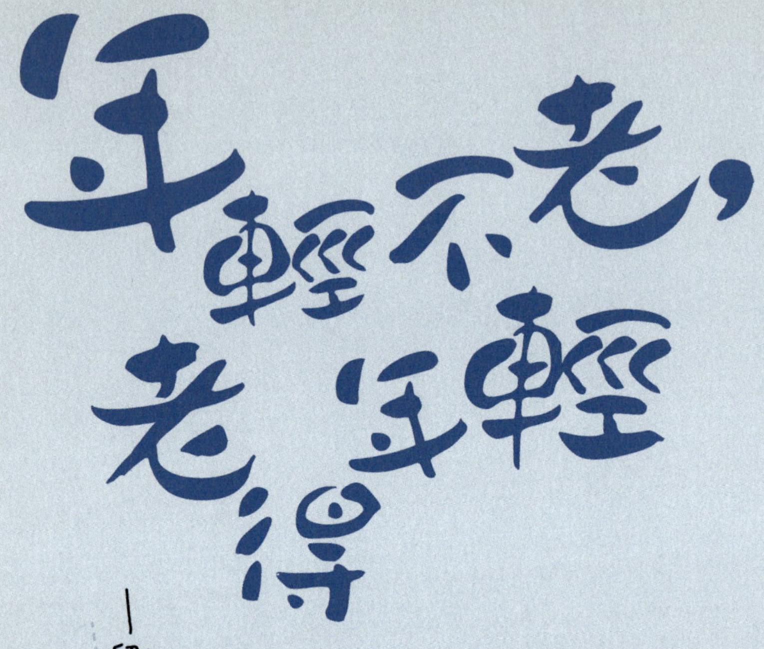

──劉墉寫給中老年人的勵志處世書

人可以不服老，但是不能不知老！

劉墉──著

劉墉寫給中老年人的勵志處世書

年輕不老
老得年輕

這是一本寫給中年人的勵志書，
因為中年人應該瞭解老人，
中年的下一步就是老年。

七

這也是寫給老人的處世書，
讓老人在落日餘暉中看清世界，
泰然地對待每件事，
圓融地對待每個人，
完滿地享受每一天，
從容地走完這一程。

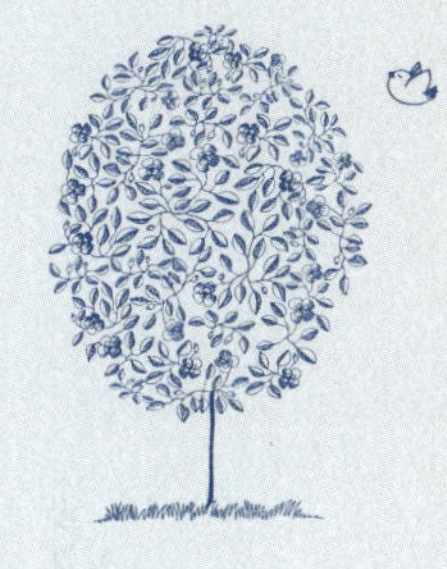

目次

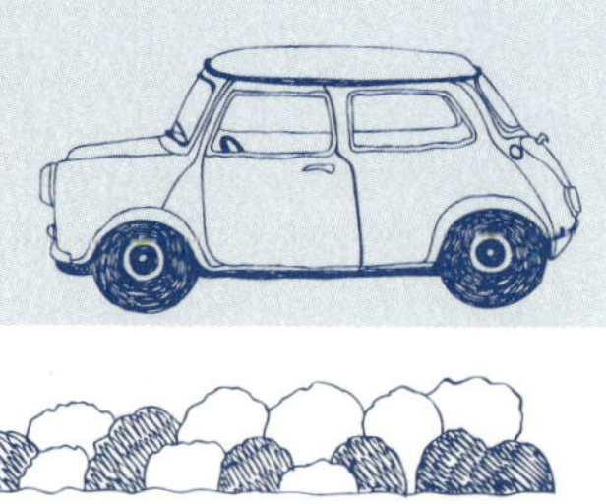

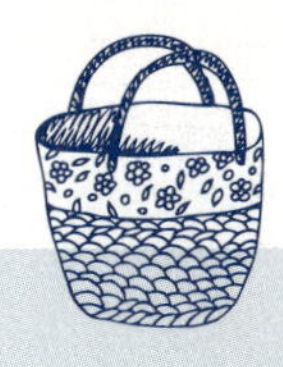

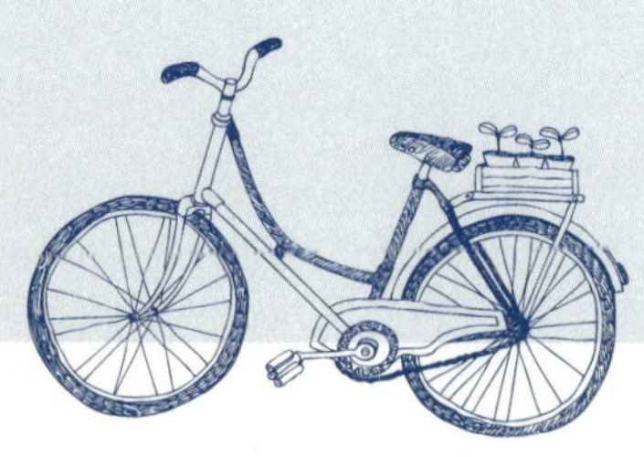

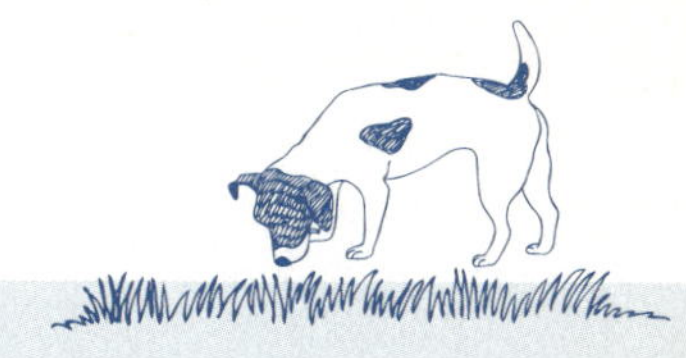

第八章　善待眾生

第九章　細數家珍

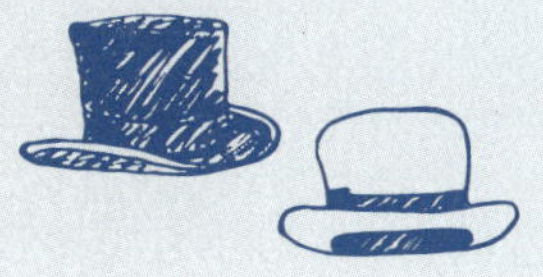

年輕不老，老得年輕

【前言】
講明了！摸清了！看開了！

如果二十歲到四十歲是青年，四十歲到六十歲是中年，六十歲以上是老年，那麼在平均壽命不過四十幾歲的百年前，很少有人能進入老年。

但是今天不同了，八九十歲的老人比比皆是，老年可以由六十多延伸到一百多，過去少有的老人問題也因此浮現：

以前「養兒防老」，是指望青壯年的孩子侍候六七十的老人，現在人長壽，變成六七十的侍候八九十的。老人照顧老人，很可能有心無力。

以前的孩子常能靠父母留下的遺產創業，現在父母長壽，等有一天死了，大筆遺產到孩子手上，已經不太管用，因為孩子也老了。

以前交通不便，親戚多半住得近。現在「地球是平的」，大家分散在世界各處，等到真有狀況，千里迢迢地趕回家，只怕連見上最後一面都算幸運。

以前人常因為疫病、戰爭早死，很少心臟病、癌症，男人連攝護腺的問題都沒輪上，可能已經駕鶴西歸。現在心肌梗塞、腦溢血和各種癌症的死亡率高居前幾名。失智症、高血壓、糖尿病更是老人的頭號殺手。

以前家裡男人死了，喪禮上未亡人隔著棺材哭喊：「你好狠哪！你留下我們怎麼過啊！」甚至撞得頭破血流。子女為了父母的死後哀榮、擺足排場。現在老人近百歲過世，就算邀請他的故舊，只怕也來不了幾人，因為不是「先一步走了」，就是走不動了。

以前「少年夫妻老來伴」，那「老來」是五六十歲，現在五六十還能健步如飛，服藥之後還像一尾活龍。以前女主內，靠老公賺錢，現在職場上女人

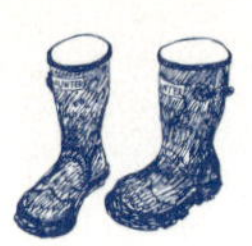

不比男人差，家庭財政多半操之在太太手上。「老不修」碰上「老不休」，問題就大了！

這本書是針對今天這個時代寫的，它可以給中年人看，因為中年的下一步是老年，為了過好的退休生活，中年就得規劃。而且為了瞭解家裡的「老人」，中年人不能不懂老人心理。

這本書更是寫給老年人的。人可以不服老，但不能不知老。因為無論年輕時候多麼強，每個人總要老。醉酒的人不知自己醉，「老怪物」常不知自己怪，所以老年人要常常自省。

人可以老化，不能腐化！活到老，學到老！今天的科技飛速進步，連全身癱瘓的人都能用眨眼寫作、靠電腦講話。想不腐化，就要新生！從年輕就得不斷學習，運用新方法、新工具、新科技，讓家裡老人過得好些，也讓自己老來受惠。

這本書甚至是寫給那些被爺爺奶奶帶大的孫子女，因為想要回報老人，先得瞭解他們！

書成之後，我陸續在「微博」和「部落格」上選刊了一些，許多人說我一針見血，也有人怨我講得太露骨。

我回信：六十而耳順，有什麼聽不進去的？到這個年歲，還要遮遮掩掩嗎？給入暮的老人看，還要繞著彎子說話嗎？所以這本書很直白、甚至很尖銳，有話直說難免扎人。這本書的文章不長，沒什麼口號，也不唱高調。都這個年歲了，還唱什麼高調？

事實就是事實，人到老年，本性愈發顯現；面對老人，貪念愈難掩飾。父母是人、子女是人、親朋是人，人就有人性，有善有惡、有美有醜，不必搽脂抹粉。有時候講明了、摸清了，反而能看得開。

如果你還年輕，有些文章看不懂，或覺得怪怪的，我建議你拿給家裡的老人看。

他們可能既點頭又搖頭，什麼意思？請你自己猜！

年輕不老，
老得年輕

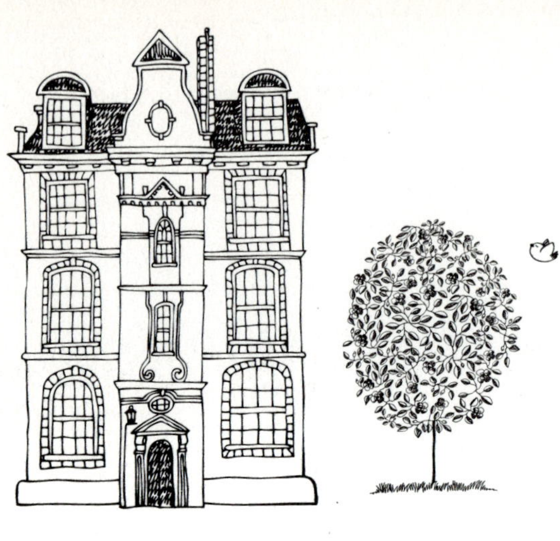

第一章 享受親情

夫妻本前緣，善緣惡緣，無緣不合；
兒女原宿債，欠債還債，有債方來。

往前看！往後看！把握當下！

說個故事：

有位女士跟丈夫不高興，對著前去安慰的朋友哭喊，說她嫁錯人，一輩子都白活了。

朋友看到茶几下有本相簿，拿起來翻翻，問：「這是哪裡？小孩還挺小。」

女士哭著說：「是帶孩子去日本的迪士尼，累死了！」

朋友又翻出一張問：「這張孩子就比較大了，妳的腿怎麼了？」

女士哭著說：「是一家人去滑雪，摔傷了，剛打完石膏，疼死了！」

朋友再翻出一張艾菲爾鐵塔的，問：「這是巴黎，孩子沒去，只你們兩口子？」

女士一把搶過去：「不看不看！那是去年，他假惺惺，說慶祝結婚三十週年。」說完又哭了：「巴黎一點都不好玩，我寧願在家。」

這故事諷刺不諷刺？矛盾不矛盾？見到的全是他們值得回憶的時刻，只因為「當下」不高興，就把過去幾十年全否定了！

三十多年，容易嗎？孩子養大了、成家了，兩口子從租間小房，變成住高樓大廈，旅行由近程變遠洋了。

三十多年，他們兩口子有多少成績？能夠全盤否定嗎？如果否定，一生還剩下多少？

人們常有個問題，就是從負面想的時候，把所有的美好都否定。好比旅行歸來，只因為累，就把整個旅程否定。

善緣惡緣都是緣

再說個有意思的故事：

以前我在大學教書的時候，有一天問個女學生，世上她最愛誰？學生說她爸爸媽媽和姐姐。

隔一陣我知道她新交了個男朋友，又問她同樣的問題。答案居然改了，她最愛的人成了男朋友。

才認識一個多月，就有那麼大的改變。問題是，這正是夫妻情愛最可貴的地方！

夫妻在一起是人間最偉大的緣，也是最莫名其妙的緣：兩個八竿子打不著的人相遇，冒出火花、訂下終身，就成為世上最相愛的人，生下與他們有血緣關係的孩子，一切人倫和家庭都從這裡開始。

沒了性就少了趣

當然從另一個角度想，佛家說「緣起緣滅」，當那緣消失了，又可能變成陌生人。許多老夫妻，年輕時好好的，苦也過來了、樂也過來了，到老來卻水火不容。

這當中有個重要的原因，就是彼此不再需要了。

年輕的時候可以「床頭吵、床尾合」，那「床尾合」成為很重要的黏著劑。但是年老了，彼此不再需要，或有一方不再需要，就出了問題。

尤其家庭背景很不同的夫妻，年輕的時候，比較差的一邊會盡量學習極力討好，跟上另一半。老了，沒了性，也少了趣，不再掩飾、不再進步，自然愈走愈遠。

年輕時兩口子沒話說，還有「事」做。這時候，沒「事」做，想聊天，卻沒得聊，再加上退休在家，就更可能「大眼對小眼」了。

所以很多夫妻到老，人雖然在一起，心卻愈走愈遠。老男人會覺得跟朋友聚會「談當年勇」更有意思，老女人也覺得跟一群老姐妹說八卦更有趣味。

還有個狀況，是人老了愈發懷舊。新事記不住，往事更清晰。所以老來，太太可能跟娘家愈親了，丈夫可能跟婆家更近了，這本是好事，但是如果大家都老了，又愛管閒事，關係會變得更複雜。

看著看著就沒了

如果你問我這種情況下，該怎麼走下去？

我要說：往後看也往前看。

往後看，如同這篇文章開頭說的，看看孩子、看看家，看看家裡的每樣東西，想想「這是什麼時候誰去買的？」「那是什麼時候兩個人合力搬回來的？」紀念品！紀念品！不見得旅遊帶回來的才是「紀念品」，家裡每件東西都

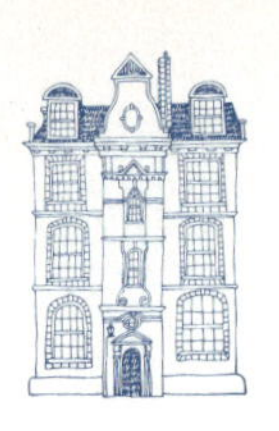

可以紀念、可以回憶。更無價的紀念品是孩子，沒有親愛怎來孩子？就算兩口子都走了，孩子還在！

回憶讓彼此肯定過去的歲月。往前看，是想想彼此還有多少年？如果平均壽命是七十五歲，現在會不會只剩個位數？

才剩這麼幾年，還有什麼好計較？

「昔日戲言身後事，今朝都到眼前來。」

眼前來的轉眼也會過去，總有一人會孤獨地留在世上。

想想如果自己先走，會是誰送終，把他或她一個人留下來，情何以堪？

想想如果他先走了，已經睡了幾十年的床，半夜醒來伸手過去，空了，再也追不回了，會是什麼滋味？

往後看，已經過去許久，往前看，已經來日無多，只有把握當下最實在！

太太媽媽真偉大

有個朋友最近不知道犯了什麼錯，被太太發現，只好求饒。

「求什麼饒？一副可憐小孩跟媽媽悔過的樣子。」他太太火大地跟朋友說：「我又不是他媽，我是他太太！」隔幾秒：「不過看他實在可憐，就當他一次媽，饒了他！」

果然，很快地雨過天晴。

孝順的男人疼老婆

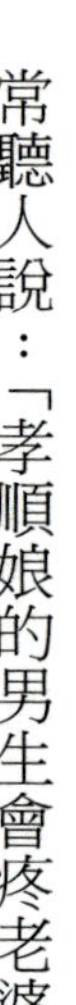

常聽人說：「孝順娘的男生會疼老婆。」

這句話不錯，但是應該講他不是疼老婆，是把老婆當娘來孝順。這種現象到老年尤其明顯，有幾個原因：

第一，老小孩！男人到老常常有童心，變成小孩的樣子。小孩頑皮，但是比較會服從。

第二，太太到了老年，樣子愈來愈像記憶中的媽媽，人到老，特懷舊，很容易把老婆看成媽。

第三，女人結婚時可能是小女人，但是生孩子之後「為母則強」，常常變成大女人。孩子小時候，做媽媽的把母性都發揮在孩子身上，有一天孩子長大離開家了，那發揮了十幾二十年的母愛少了表現的地方，回頭看，還有老傢伙在。而且這也不會、那也不行，一副小頑童的樣子，於是轉變，成了「他」的媽！

大男人要調整身段

這時候如果丈夫真能放下「大男人」的身段，甘願當兒子，太太說什麼是什麼，常常可以由年輕時的怨偶，變成老來的「牽手」，加上女人平均比男人長壽得多，當「大男人」變成「小男人」，一天天孱弱的時候，太太的手就顯得更有力量。

也可以這麼說，年輕時多麼強勢的丈夫，因為老得比太太早，又多半比太太年長，走到生命的後期，都會由強勢變成弱勢，由「保護者」變成「被保護者」。男人認清這一點，更應該早早調整脾氣，把姿勢放低。

何必爭呢？你可能已經當一家之主，神氣大半輩子了，現在一天天老去，愈來愈得求助老婆，還有什麼好逞強的呢？如果要逞強，就趁自己還有能力的時候，多疼疼老婆，儲存一點恩情吧！

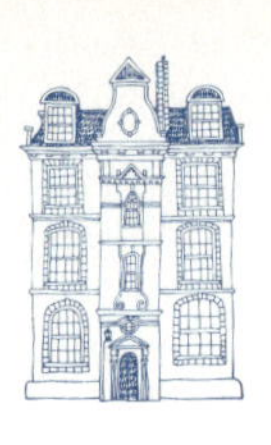

太太要諒解丈夫的心態變化

當然有些丈夫會逞強一輩子，這時候女人進入更年期，賀爾蒙不一樣了，也變得強勢，兩強相爭，難免衝突。

我有位朋友說得好：「女人要什麼？其實很簡單！就是要作主。我們夫妻為什麼老吵架？就因為兩個人都要作主，都認為自己對。」

他們確實從三十幾歲吵到五十幾歲，但是突然情勢改變，因為那丈夫聽了我的建議，改變態度，把太太當成媽媽，太太說什麼都答「是」。從此他被呵護得跟兒子一樣，過得太平多了。

做太太的也要注意丈夫的心理變化，男人退休常會六神無主，他們一下子覺得自己沒用了，有些因為自卑而自大，脾氣變得很壞。也有些會憂鬱，整天愁眉苦臉，連門都走不出去。

這時候太太要諒解丈夫，別跟他對著幹，幫助他安排社交、培養嗜好，帶他走出去！

過去他在外打拚，都是他作主。現在他回來了，彷彿征戰幾十年，疲憊歸來的戰士，他要的是療傷止痛，重享家庭的溫暖。

做妻子的要想：「強勢的丈夫將會逐漸萎縮。讓我多費些心力照顧他，想他過去的好，別念他過去的壞，牽著他的手，兩個人多過幾年吧！」

坐在板凳上的老男孩

有個女學生對我說，他丈夫以前回家就往沙發上一躺，看報、看電視，還沒吃飯，已經打呼。可是現在不一樣了，老公進門居然搬把小凳子，坐在廚房門口跟她說話。

我笑說：「妳以後的日子會很好過。因為妳家那個老太爺，已經漸漸變成小男孩，好像回到他小時候，放學回家就扔下書包，跟媽媽報告學校的一切。男人退休，回到家裡，家裡的老闆是太太，從今以後，妳是娘，他是孩子。風水輪流轉，換妳當家了！」

放孩子飛吧！

每個人從一出生就使盡「吸奶的力氣」，要吃、要喝、要拿，要長大。你不讓他翻身，他要翻；你不讓他爬，他要爬；你不讓他走，他還要走；你不讓他跑，他還要跑。跑著跑著，跑離了父母的視線，跑離了父母的身邊。

這就是生命！

當你要求子女的時候，先想想自己是怎麼長大，怎麼跑離父母身邊的？如果我們的遠祖不跑，怎麼從人類最早的發源地，散布到全世界？什麼是拓荒者、航海探險家？他們常常一去就不回頭。在異鄉開拓、婚嫁、生育，那個對於父母來說的異鄉，就成為他們子女的故鄉，所以說「故

鄉是祖先流浪的最後一站」！

每個老人都要知道，你子女的故鄉不見得會是你孫子女的故鄉。從你孩子出生的那一刻，他就不再是你的私有財產，他就要走向獨立，有他自己的家。

別剪掉孩子的翅膀

或許你要說你一輩子都沒離開過自己出生的地方，就算離開父母，也住不遠，憑什麼你的孩子就要「飛得見不到」？

以前從這一城到那一城就不知道要走多久？現在十幾個小時，已經到了地球的另一邊。以前一封信飄洋過海要多少天？現在網上手指一點，已經到了！你難道希望自己的孩子活在上一代、不要走出去嗎？

沒錯！有些孩子可能留在家裡，從工作到婚嫁，全聽上一代安排。問題是，那些心有鴻鵠之志的，卻可能早早就想飛。

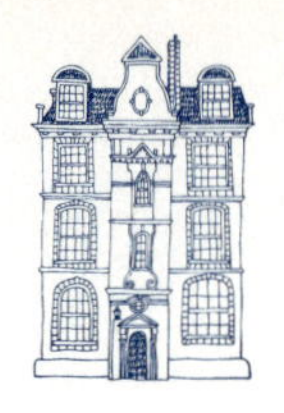

他是鴻鵠，你能把他的翅膀剪了，不讓他飛嗎？

你要怨，只能怨自己生了鴻鵠。

孩子有大志，你該高興啊！天下多少父母一步步牽著孩子上貴族幼稚園，進明星小學、中學、大學、出國進研究所，在海外成家立業，幾年難得回國一趟，直到父母歸天，才驚鴻一瞥地出現。

他太成功！太忙！連他的孩子都不容易見到他，你還有什麼好怨？

犧牲是為了延續

孩子結婚，就不只是你的孩子，而是別人的丈夫或妻子。如果你想不通，就想想自己，從你戀愛、結婚、生子，你是跟父母愈走愈近，還是愈走愈遠？

你當然要拚全力賺錢養家，愛你的另一半，疼你的孩子。你的孩子是你父母的孫子，你培育他，是為你父母延續香煙。「養兒方知父母恩」，當你養兒

的時候，確實體會做父母不容易，也確實想報恩，問題是，你「養兒」還來不及呢！想歸想，你當下去報答了嗎？只怕還要父母幫你帶孩子，等你孩子大了，想回頭報恩，父母就算沒走，也老得動不了了！

人人都知道「樹欲靜而風不止」，却常常上演「子欲養而親不待」。為了讓下一代好好發展，讓孫子女得到好的照顧，讓自己的生命能夠延續，做父母的本來就得犧牲，上一代為我們犧牲，我們又為下一代犧牲。

犧牲是為了生命的延續與傳承。

人才是為世界而生的

犧牲也常為了社會。

過去社會封閉，沒什麼老人福利，我們可以說「養兒防老」。

今天為什麼政府有許多老人照顧和退休福利？

為了讓年輕人能減輕負擔、全力發展！

從孩子出生，他就是別人的。你給別人的孩子生了丈夫、生了太太，別人也為你的孩子生了另一半。你還可能給這個世界生了個了不起的人物，因為你的孩子，整個社會都變得更好。

可不是嗎？如果你的孩子是名醫，他能救多少人？他為別人動手術，從一早排到深夜，他賣命救別人，甚至忘了你的存在。

但是放在天秤上量一量，你個人的犧牲跟他對眾人的奉獻比起來，是不是小得多？

所以如果你的孩子一直跟在身邊，可以說養兒防老，是為自己生的，你挺走運。

如果你的孩子太傑出，是為世界生的，他光宗耀祖，你也挺走運。

如果你的孩子不孝，你要想想自己有沒有孝順自己的父母。

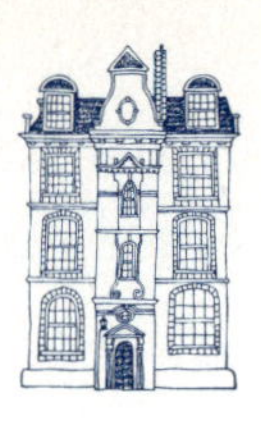

如果你沒有，既然自己都沒做到，還有什麼好怨？

如果你很孝順，也別心有不平，因為你自己雖然沒能得到，卻讓你的父母或岳父母得到了！

別做退休老怪物

你知道現在很多日本婦女管退休的丈夫叫什麼嗎？叫「大型垃圾」！

這年頭日本女人可不一樣了！她們甚至會上「離婚班」，學習如何離婚呢！還有人在丈夫退休之前，先擬好離婚宣言：

「你過去幾十年都漠視我的存在，下班也不快回家，別以為你退休回來，可以天天陪我，對不起！來不及了！」

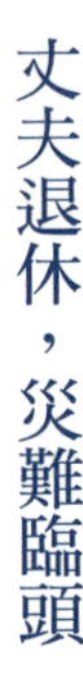

丈夫退休，災難臨頭

許多日本女人提出離婚，正是因為丈夫退休之後會天天在家。以前丈夫雖然早出晚歸，畢竟還讓太太有些清靜和自由。現在一天二十四小時在家，不幫忙家事、只會挑剔，讓太太怎麼過？

加上日本厚生省近幾年立法，妻子可以享有丈夫一半的退休金，受夠冷落的女人就更有恃無恐了。

美國也差不多，我以前有個私人學生，丈夫是員警，每次一下課就急著離開，說丈夫會來接，不敢讓丈夫在外面等。

突然有一天，她不急了，慢慢收拾畫具，還跟同學聊天扯淡，我問她怎麼不急了？

她一笑說：「我老公退休了，現在不是他辛苦，是我辛苦了。我急什麼？急著回家讓他當大老爺？」

新任的監察員

丈夫退休對家庭主婦而言實在是大事。因為生活一下子改觀了，以前侍候丈夫吃完早餐出門，看看肥皂劇、煲煲電話粥，甚至搓個小牌、睡個小覺、逛個小街、喝個小茶，再回家準備晚餐，挺不錯。

突然那個「大型垃圾」退休了，成天待在家裡，瞪著兩隻圓圓的眼睛看老婆。過去管員工管慣了，現在沒員工管，就管老婆，搞不好還冷嘲熱諷：「以為妳多辛苦呢！原來衣服往洗衣機裡一扔，就看電視打電話了，真輕鬆啊！」

豈知那主婦為了配合丈夫退休，已經節制不少，連出去逛街喝茶都少了。再聽丈夫這麼說，能不鬱悶嗎？

離婚當作退休

更關鍵的是，男人老了，做不動，要退休了。女人也會老耶！隨著年齡的

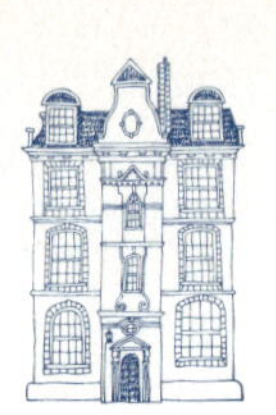

增加，她們也覺得體力一天不如一天。

你們男人可以退休，我們女人就不能退休嗎？

正好孩子成年了，自己「不需要」了，那「大型垃圾」的嘴臉也不再英俊了，如果丈夫在家非但不幫忙，還幫倒忙、瞎挑剔，難免有些女人要離婚。

她們是用離婚當作退休啊！

退休的大爺

知道了這一點，每個丈夫在退休之前都得想想，該怎麼減少老婆的負擔。

如果兩口子都工作，丈夫先退休，還能像以前下班一樣，看報打牌訓人，當大爺嗎？抑或因為太太白天在外辛苦，丈夫有空在家，正好可以幫忙？

男人退休做家事，女人下班反而輕鬆了，做妻子的能不點滴在心嗎？

更好的是，改天太太也退休了，因為丈夫已經有了幫忙家事的習慣，兩個人分工合作就更愉快了！

家庭主夫真不錯

家是一個共榮圈，沒有什麼「男主外、女主內」的硬性規定，本來就應該誰有空有能力，誰照顧家。

我在美國看見不少在國內有頭有臉的「人物」，移民之後放不下身段，只好由太太出去賺錢，有些太太甚至去車衣廠做小工。

你說，那些「人物」還能像在國內一樣，當大爺嗎？

所以好多「人物」移民之後都變成「主夫」，接送孩子、洗衣、燒飯，過去由太太或傭人做的事全換成丈夫擔綱。以前跟父親難得接觸的孩子變得更親了，夫妻也更恩愛了。

同情自己，同情老伴

問題是人都會衰老，如果有一天夫妻都做不動了怎麼辦？

許多老人因此家裡成為狗窩，吃得也馬虎，明明能活九十，七十就報銷了。他們不是沒錢，而是看不開，也可能因為慢慢腐化沒感覺，結果惡性循環害了自己。

所以如果經濟許可，當你發現自己和另一半都做不動了，就拿錢僱人吧！受僱的人拿你的薪水，可能比你的兒女還盡職。如果你寬厚待人，傭人又盡忠職守，臨老還多了個孝順孩子。

最重要的是你一定要同情自己，也體貼老伴，別讓你們老了，還受苦受累少活幾年。

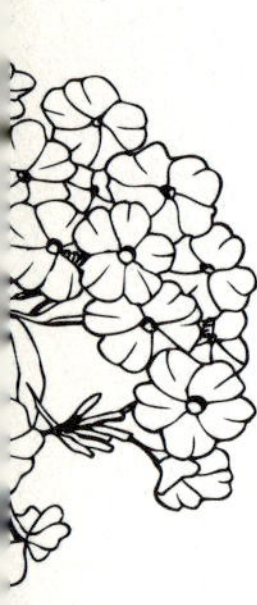

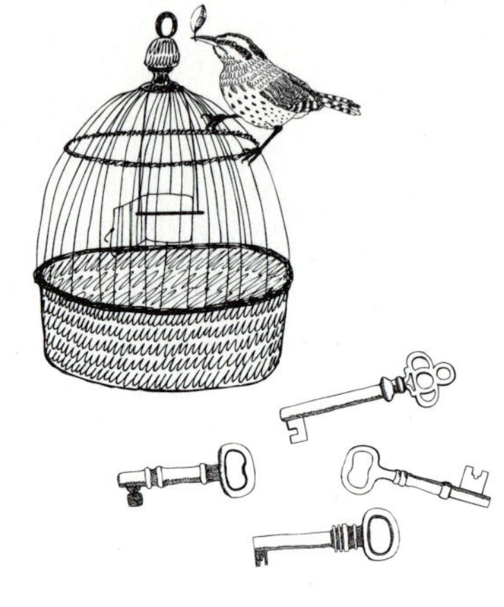

第二章 不做錢奴

多少糾葛都為錢！
用得好，眾星拱月，
用不好，五鬼纏身！
如果你是中年人，
拿這幾篇文章給你的父母看，
婉轉地讓他們知道
錢財該怎麼規劃、遺產該怎麼分配？
如果你是老年人，請想想，
你辛苦一輩子能享受多少？留下多少？
你今天該怎麼辦？

錢是活人花的

同樣子女、同樣成就，在不同年齡父母的心裡，可能完全不一樣。不是因為子女變差，而是父母不一樣了！

我以前在台北有位鄰居，從他孩子出國留學，就四處得意地張揚，有手機之後更甭說了，四處秀她兒子開的醫院和孫女的照片，三年前老兩口宣布要移民，把房子讓給親戚住，卻沒多久就回來了。

有個棒兒子等於沒兒子？

從此除非有人問，老太太再也不提兒子。不是她兒子垮了，是兒子更棒

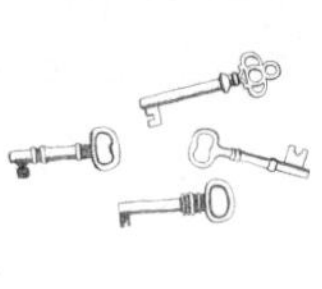

了，忙得早出晚歸，連老爸老媽看病，都往自己醫院一扔，半夜下班才像敗兵似地帶老傢伙回家，更甭說談心了。

孫女也一樣，不會幾句中文，又在叛逆期，只會聳肩噘嘴翻白眼。老兩口說：「到了洋邦，是啞巴、瞎子、聾子、瘸子，還是棄子，所以，不如歸去！」常見他們抱著狗，說狗最好，而且特別羨慕賣菜的大娘，說：「瞧！你們多好，孩子多孝順！假日還開車帶爸媽出去玩。」

大娘說：「怎能跟您比呢？當年咱們兩家孩子一起讀小學，一個一路進名校，當了美國名醫，一個老是不及格，只好跟著家裡賣菜。不是天差地遠嗎？」

老太太啐了一聲：「名醫有個屁用！那是給別人養的，只有妳兒子是給自己養的。」

誰對誰錯，我不評論。哪個父母不希望孩子出人頭地、光宗耀祖？問題是當你真老了，好比掉在河裡了，在岸上大喊加油的，遠不如跳下水伸出手臂的。

不要認為人們的快樂有多大差異，當你真老了，才會發現許多窮人並不可

憐，他們的快樂只怕比有錢人還多。許多讀書不怎麼樣的孩子，比傑出的子女更孝順。

換個角度，今天如果你還在中年，事業得意，讓你爸媽驕傲，也別以為這就是孝順。你孝在哪裡了？你給他們僱管家司機叫孝順嗎？他們中年的時候，你是他們的驕傲。他們老了，走不動了，半年見不到你一次，是他們的失落。看著別人子女在身邊，他們不說，心裡傷感哪！

為誰辛苦為誰忙

再換個角度，你年輕的時候拚命賺錢，中年時拚命存錢，老年時還拚命「守錢」嗎？你留給誰？你虧待了誰？你和老伴苦一輩子了，總該過點好日子了吧？

我有個朋友的老媽，被她女兒的朋友騙了半生的積蓄，女兒氣瘋了，想

操刀殺了那朋友，老太太臨終卻說：「算了！妳媽這輩子就吃過一次鮑魚和燕窩，提過一個名牌包，都是『她』給的。」

女兒更氣了，說：「那是她用騙您的錢買的！」

老太太苦笑：「她要是不騙我，我也不懂得花，結果留給你們，你們會買給我嗎？」

幾句話，多少感傷！

不浪費是要做更有意義的消費

錢是死的，人是活的！是活人花的，不是死人花的。中國人有儲蓄的美德，確實不該浪費！問題是：戰爭的目的是為和平，工作的目的是為休閒，儲蓄的目的是為需求。不浪費的目的是要做更有意義的消費啊！如果老人不愛護自己，讓子女擔憂，是愛孩子嗎？你節省過頭，把身體搞壞，三天兩頭

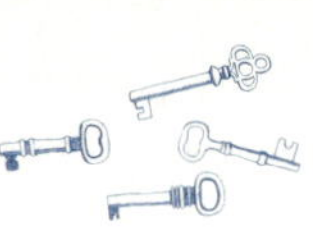

上醫院，消耗的社會資源更大，簡直是不愛國家！

子女懂得照顧自己，讓父母少操心，是愛父母。父母知道愛護自己，讓子女少憂心是愛子女。親子之間，愛護自己、關懷對方，比錢更實在。

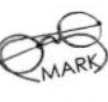

老人的幸福心機

說幾個真實故事給你聽：

有位太太回家，興高采烈地舉起手裡一張紙，對老公說：「瞧！這是什麼？我可要發財了！這是彩券。」

老公問：「妳中獎了嗎？妳能中嗎？中了又怎麼樣？」

太太一揚眉：「我就買我想買的、吃我想吃的、玩我想玩的！」

丈夫馬上不高興了：「妳想玩什麼？妳現在缺吃缺喝缺玩了嗎？我什麼地方虧待妳了？」

結果兩口子好多天不講話。

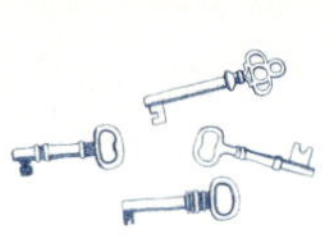

不患寡而患不均

再說個故事：

這次是位老媽媽買彩券，也得意地說要準備對獎發大財了。

她女兒笑問：「您發了大財要做什麼啊？」

老太太歪著頭想想：「先給妳妹妹一筆。她窮！」

沒想到平常特孝順的大女兒立刻翻臉：「為什麼給她？她孝順您了嗎？二十多年，您都跟著誰過？您惦著她，叫她把您接去啊！」結果獎雖然沒中，從那天開始，大女兒卻總把這件「虛事」掛在嘴上。

一張還沒對號，九成九中不了的彩券，不是虛事嗎？

既然是個假設性的問題，就不該問、不該答，答也得聰明一點。

「不患寡而患不均！」就算是三級貧戶，都可能為了父母偏心，給誰多了一點、給誰少了一分，鬧得不愉快。

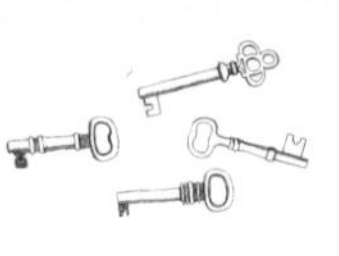
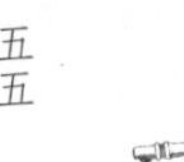

攥在自己手上

什麼是偏心？什麼能證明偏心？把大一點的給了這個，小一點的給了那個，就是偏！好像切蛋糕，你切偏了，事實就在眼前。

都是自己的孩子，如果對你一樣孝順，你能偏心嗎？你當然可以偷偷偏向哪個，但絕不能顯露出來。你也可以偷偷給哪個什麼好東西，但是千萬別讓另外的知道。如果你有的寶貝，孩子們早見過，你就得慎重，小心哪天孩子問你：「您那寶貝呢？好久沒看見您戴了？」你如果拿不出來，馬上可能出問題，不明著出也暗著出。

更糟的是那偷偷得到好處的，如果再拿出來秀，紛爭就更大了。非但你要看另一邊的冷眼，你的孩子之間也可能有心結。

「誰不知道媽疼你！」這是電視劇裡常見的臺詞，接下來還會有好話、好結果嗎？所以對子女不公平，非但自己倒楣，還會害孩子之間不睦。

懂得這個心理的老人，常用的方法是活著的時候緊緊攥在手上，可以讓子女知道自己有寶貝，但是絕不給任何一人。

於是孩子們個個捧著老爸老媽，有些兒女原先不孝順，自從娶了媳婦、嫁了老公，反而變孝順了。因為孩子雖然不懂，另一半可懂：「你姐你妹老往媽那兒跑，搞不好，值錢東西都被他們騙走了。」

高明的老傢伙隔一陣就把寶貝秀一下，證明寶貝還在自己手上，好像懸賞一般！這樣做的老人家，活著的時候常能過得不錯。至於「死後開獎」他可不管！

立儲匣的妙用

清朝有所謂立儲匣，活著的時候不說由誰繼承，而是寫好藏在乾清宮「正大光明」的匾額後面，等皇帝死後才宣布，也是一樣的道理。如果他先說了要

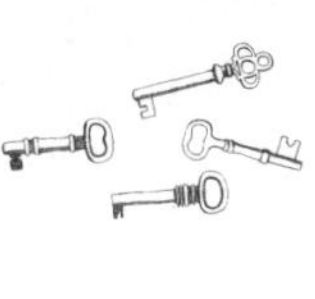

傳位給誰，孩子可能為了爭位，骨肉相殘，搞不好連老的也一起砍。

問題是，你這老傢伙東西抓在手上，雖然活著的時候可能被侍候成太后老佛爺，你一斷氣可就麻煩了。多少有錢人死了，停在棺材裡久久不能下葬，就因為子女忙著爭產、打成一團！

如果你是父母，你希望見到這場面嗎？還有，如果你只有一個孩子，就沒問題了嗎？

咱們以後細細談！

為孩子開前路，為自己留後路

驚心的事常會接連發生。

有一次我在上海錄節目，一個高中男生理直氣壯地說：「我爸我媽要我拚命讀書，說將來才能有錢買大房子。我對他們說咱們家不是很大嗎？你們不是很有錢嗎？房子留給我、你們省點花就成了嘛！」

接著我又上河南的節目，一個初中男生也理直氣壯地說：「我將來要養一堆老的，我不幹！」

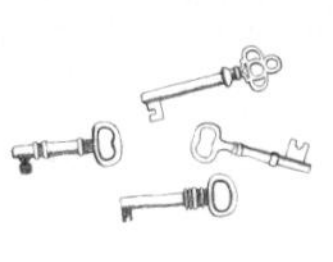

三千寵愛在一身

我相信這些孩子都是被寵大的，不然也不會這麼大膽，敢在電視節目裡說。問題是他們說的有錯嗎？就算錯，裡面也有事實：

做爹做娘一天到晚見不到人，在外面拚命賺，又只有那麼一個獨生寶貝，你們賺那麼多，不是會留給孩子嗎？搞不好爺爺奶奶外公外婆一起寵，一起攢錢給這好命的小鬼，三千寵愛在一身，他能不神氣嗎？

同樣的道理，當兩家幾口子全把心思放在一個娃娃身上，將來老的都動不了了，那孩子能不管嗎？結婚之後，兩邊再加起來多少人，他就算有錢，可他有這時間和精神嗎？

大陸的一胎政策有得有失，得的是減少人口壓力、失的是少了人口紅利。得的是那「一個」孩子責無旁貸，好比我老娘說的：「家裡的鍋碗瓢盆全是你的，我這老太婆也是你的。」常常獨生子女對父母的照顧反而比一堆子女推來推去、爭來爭去好得多。

問題是，如果孩子不孝怎麼辦？

現在大陸的政策改了，准許生第二胎，好些獨子獨女的父母又猶豫：往上看，得養四個老的；往下看，得養兩個小的，有這能耐嗎？

小心不孝兒

有一陣子美國法律開了一扇門：父母可以一次贈與孩子幾百萬美金，暫時不課贈與稅，我有朋友就想把自己的房子過到女兒名下。

他去找律師，律師居然警告他：「您可要想想，今天您女兒是未婚，將來她要是嫁了人，那男人又不好，女兒也不孝，把您趕出去怎麼辦？」接著出主意（當然收錢啦！），「所以您得在贈與時另外要她簽一份法律文件，只要您活著，就有權住在裡面。」

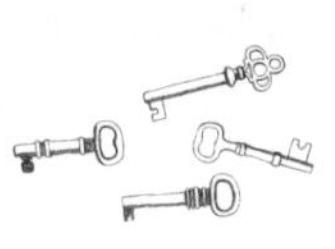

扮演及時雨

再說個相反的故事：

一對醫生朋友，富有極了，但是對孩子很苛，說是要學老美，逼孩子獨立。我問他們將來打算裸捐嗎？他們猛搖頭：死了當然全是孩子的。

終於女兒說話了：「爸！媽！現在人都長壽，我們如今創業，忙得像狗、累得像牛、窮得要死！需要錢，你們卻一文也不給，將來你們真走了，留那麼多錢給我們，我們也老了，退休了，得到那麼多錢有什麼用？」

時代不一樣了！過去積穀存糧，因為碰上災荒就會餓死人、甚至易子而食。請問：今天還這樣嗎？別說自己政府的照顧了，連國際救援都立刻飛來。你還用老方法存糧怕挨餓嗎？

過去平均壽命才多少？現在醫療進步，壽命年年增加，你還能用以前的方式看事嗎？

所以為了給自己留後路，就算只有一個孩子，活著的時候也不能全送出去，自己手上必須保留一定的數額。

相對地，也別一毛不拔，只要子女不亂花錢，能幫就要及時幫，讓他們成功。

私房心事私房錢

無論男人女人都可能存私房錢，這沒什麼不好！一個是可以自己作主，偷偷買點喜歡的東西，一個是碰上家裡經濟出問題，可以拿出來應急，還可以在節慶給親人買令他們驚喜的禮物。

別忘了你的私房錢

存私房錢各有技巧，有人存在鞋子裡、衣櫃裡、米缸底、冰箱裡、抽屜裡，高明的還會把抽屜整個拉出來，在後面釘信封，把錢藏在裡面，至於最糟糕的則是藏在床褥子下。

我有個朋友一有錢就往褥子下面塞，隔一陣掏出來用，錢一文沒少，好多卻模糊了，因為他在褥子上面睡，扭來扭去，把鈔票上的花紋磨損。而且小偷進屋往往先翻床底下，據慣竊說，天下就有那麼多笨人懶人，把錢藏在枕頭底下，直接進臥室，往床墊下一摸，常常就有收穫。

最近我有個朋友很興奮地告訴我，他岳母回大陸半年，有一天他幫岳母收東西，發現左邊藏一卷美鈔、右邊藏一卷港幣，都用橡皮筋綁著，還寫著數字。他全塞進口袋，代為保管。半年後岳母回來了，居然沒問。有時候他試著問，岳母都搖頭，原來老太太早忘了！

連年輕人都會忘密碼，老人家當然更健忘，像我那朋友還好，岳母忘了，沒便宜別人，便宜了他。問題是，如果老太太把錢藏在地板下、牆縫裡怎麼辦？

佛家常說「平安往生」，就是人到走的那一刻，能夠在世間沒什麼牽掛，很平靜地往生。我認為人有一天「走」，能走得平安，無論死後有沒有來生，那「平安」就是天堂。

問題是人人都能平安往生嗎？

如果你藏了好多銀子在牆縫裡、花盆裡、搞不好還埋土裡。再不然，你偷偷借了多少錢給朋友，暗地投資了一大筆生意，突然，你好端端走在街上被車撞，救護車嗚啦嗚啦，你在裡面行將斷氣，想到你一家人，你的老婆孩子老爸老媽，你能平安往生嗎？

再不然你中風，不能說不能寫，臨終瞪著床邊一圈親人，啊啊啊啊半天，沒人懂，你苦不苦？急不急？慘不慘？

誰能保證自己可以「慢慢走」，有足夠的時間把存款都弄清楚、後事都交代好，甚至連女友的情書和見不得光的照片都處理掉？

平時儲存心安

孔子講得好：「君子有不幸而無有幸，小人有幸而無不幸。」意思是君子

總要退一步想，小人則心存僥倖，不太留後路。

同樣的道理，今天無論你是中年老年，或者還在青壯之年，為了能減少牽掛，對家負責，一定要早早做退一步的打算。

對不起！我這書明明是講「老得年輕」，卻談「平安往生」，這是因為平安比什麼都重要，人既然不能預知自己什麼時候往生，就要「平時儲存平安」，當你心安了、少牽掛、少擔憂，心情變得輕鬆，自然能有正面能量。有喜氣、帶喜神，泰然達觀，也當然容易健康長壽。陶淵明在〈歸去來辭〉裡最後一句「聊乘化以歸盡，樂夫天命復奚疑。」就是這個道理。

怎麼樂乎天命、留個退路，私房錢要怎麼存？老來錢要怎麼花？

咱們下次談！

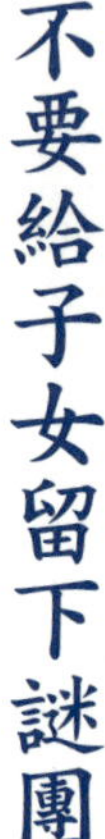

不要給子女留下謎團

有位朋友，假日總不見人，原來他忙著去「撿漏」了。

「撿漏」是古玩界的詞兒，就是撿那些別人沒發現的好東西，譬如在跳蚤市場以幾十塊美金買回一張畢卡索的畫，在潘家園以幾百塊買個宋鈞窯的瓷器，那簡直有挖寶的刺激和樂趣啊！

我那朋友在美國撿漏，是去豪宅遺物的拍賣會。許多豪門大戶，主人死了，孩子不願處理，或沒子嗣，不然欠太多錢，全丟給了債權人。那些子女或債權人就交給專門搞拍賣的公司，把屋子裡的東西都「造冊」，標出底價，有時候甚至沒底價，出價就賣！

到了拍賣那天，撿漏的人就都來了。有的是真在行的骨董商，有的是一般大眾。因為西方人畢竟不太懂中國文物，好多「老中」就去撿漏，很可能三文不值兩文，買回個好東西。

我朋友常拿他撿來的寶貝跟我炫耀：「瞧！多漂亮的銅香爐，搞不好幾百年的老東西，猜！我多少錢拿的？五十塊！」

是啊！出價就賣！如果那天又淒風苦雨，搞不好下雪，去的沒幾隻貓，很可能你拖一大車骨董家具文玩擺飾回家，才花不了幾千塊。

我常想，那些死掉的莊園主人如果地下有知，八成會從墳裡爬出來。「天哪！我當年花多大工夫才收藏的寶貝，你們居然三文不值兩文賣了？」

活人講價，死要錢？

這就令我不能不佩服一位大收藏家了！連他病危，躺在床上，腿都發黑

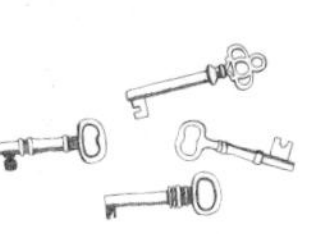

了，還在賣他的收藏。我當時在旁邊心想何必把錢看那麼大，死要錢呢？可是後來我發現他是對的。

第一，他自己的收藏，他瞭解來歷，由他談價錢比較不會吃虧。

第二，他是大收藏家，受人尊重，別人也比較會配合。

第三，他非但不自私，而且看得遠，為身後著想，與其死了之後讓家人為那些收藏你爭我奪、猜來猜去，不如趁自己在世的時候，換成錢，直接分。

與其留下謎團，不如寫下答案

請注意，我說的「猜來猜去」。許多遺產之爭，都因為猜。尤其是猜珠寶書畫。因為那些東西沒個定價，誰拿多了，誰拿少了，誰拿的不值錢，誰拿的價值連城，每個人都怕自己吃虧。它不像現金有個實在的數字，只要遺囑交代清楚，到時候依法分配，不容易有糾紛。

為了避免這類問題，如果你有不錯的收藏，最好活著的時候變現或捐給博物館，否則一定要「造冊」記錄。

你可以把自己的收藏都拍照，一樣樣寫下來，當時多少錢買來的。而且注意市場動向，譬如某年某月某拍賣公司類似的東西賣了多少錢。

你還可以寫上自己的心得，譬如買了之後才發現是假的，其實不值什麼錢。

你只要留下這麼一份東西，交給下一代，最起碼他們不會把寶貝當破銅爛鐵扔掉，即使「出手」，也有個根據。

還有一點是，如果你的收藏是從大拍賣公司競拍得來的，一定要留著當時的成交資料。因為只要那公司還在，子女再把東西拿去，他們就應該接，於是你使子女多了份保障。

摸彩最公平

或許你要說你是一般小民，沒什麼好東西，不必管。我就又要提醒你了，「不患寡而患不均！」多少人家、多少親人，只為一只戒指、一張爛畫，吵得不可開交！豪門大戶有分產不均，告上公堂的。蓬門小戶也會為分配不均，反目成仇啊！

這事我不能不佩服一位新聞界朋友的老爸。

他老爸有一天把三個子女叫去，指著桌上的三堆東西說：「我已經把家裡像樣的東西分好了，每一堆裡都有好有壞、有便宜有貴，價值差不多。現在由你們抽籤，抽到哪堆是哪堆！」

別認為他這是多此一舉，也別看子女們拒絕的樣子，這老先生真是智者，他減少了許多不必要的紛爭，而且把自己放在了公平的位置。

抽籤是最公平的，每一堆都可能是你的，也不是你的，老人家沒有任何私

心，全憑各人運氣。而且老人家一定計算過，每堆的價值差不多，抽到哪一堆都很公平。

有智慧的老人先要懂得人性，子女也是人，就算孝順，也是人！何況他們還有另一半和子女。

愈是殘燭愈禁不起風，即使一點點風。

早早用你的智慧，把漏風的地方堵住，可以讓燭火亮得更久。

年輕不老，老得年輕

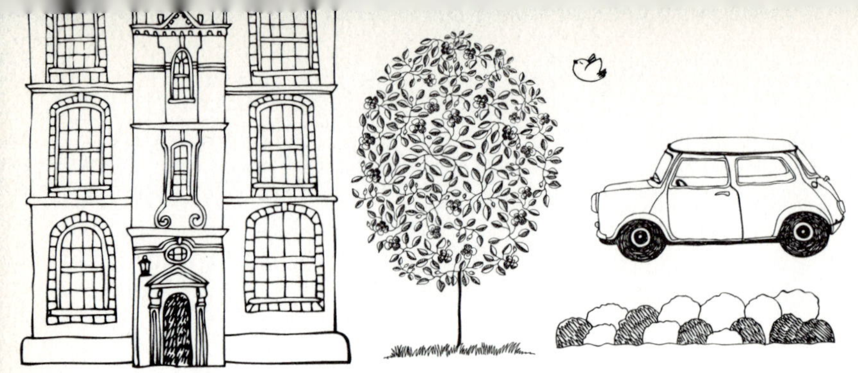

第三章 樂天知命

日用要簡，
物欲要少，
衣食要精，
心情要寬！
與其壞掉，不如捐掉。
與其累贅，不如不拿。

別讓傳家寶成了垃圾

我的鄰居老太太不久前死了，給我很大的打擊。

你可別想歪了！其實我跟那老太太不熟，打擊我的是她兒子對「媽媽死」的處理態度。

老太太死沒多久，據說住在外州的獨生子就來了，接著叫來一個大車斗，就是美國人專門用來扔大量垃圾的容器，裝滿了，打通電話，會有專人把裡面的廢物拖去扔掉。

只聽她家傳來叮叮噹噹砸碎的聲音，我好奇，過去看看。只見車斗裡除了

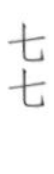

很不錯的家具、猶太人藍瓷彩繪的檯燈碗盤、盆栽畫框，還有不少名牌包包。我心想，這兒子八成不知道那些包包在二手店能值很多錢。

父母的寶貝，兒孫的廢物

真正令我心驚的，是看到好幾個有著錦緞燙金封面和蕾絲花邊的大書。伸手翻翻，原來都是相簿，裡面有黑白有彩色，全是老夫妻的生活照。我翻了一本又一本，全都精美極了，而且一張不少，顯然那位「孝子」半張也沒拿，搞不好看都沒看就隨手一扔。

可不是嘛！那是他爸媽的照片，二老當寶貝，兒子可不見得，他現在也五十多了，據說是位大老闆，他往前看還來不及，哪有時間回頭懷舊？怪不得他才回來幾天，劈里啪啦全扔掉！接著找掮客，賣房！

這讓我想起兒子小時候，有一天我指著自己珍藏的幾方「端硯」，對他說：「如果我將來傳給你，你會賣掉，最好捐給博物館。」

兒子當時想都沒想就說：「還是現在捐了吧！就算我不賣，我兒子也可能賣，兒子不賣孫子也賣，照這個邏輯，還是活著捐了吧！」

「活著捐了吧！」這句話也有理。好比買墳地，如果你活著的時候自己去買，八成不會太貴。但是等你住進加護病房，身上插滿管子，門口一堆葬儀社的人跟你子女推銷，可就要被敲了。

活著捐，別死了捐

捐東西的道理也一樣，除非是珍稀版本，你以為等你死了，把藏書捐出去，受贈的單位會感激涕零嗎？錯啦！只怕他們要罵你給他們添麻煩。是啊！連我朋友前年捐書給某校，除了把幾千本書送去，還奉上一筆現款，為什麼？為了補助他們處理這些書！

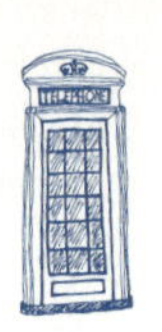

活著尚且如此，死了還用說嗎？

送東西也一樣，今天你活得好好的，有親朋晚輩來，在家人沒意見的情況下，找兩樣還不錯的小東西，問：「你喜不喜歡哪？」晚輩點頭，你就豪爽地手一伸：「好！送你！」這感覺多好哇！連他爹娘或另一半，都會感激你的大器。

相對地，你活著一毛不拔，等你腿一蹬，再留給這兩個、那兩個，感覺就差多了。人們會想，你死了、終於撒手了！而且八成是你兒女看不上的，扔了可惜，便宜了我們。

可不是嘛！如果再碰上我鄰居那樣的寶貝兒子，看都不看，全甩了！摔了！你在「地下」傷不傷心？

更令你急得從棺材裡爬出來的，是拿到《鑒寶》節目裡能讓人大吃一驚的骨董，也可能被你不識貨的孩子扔掉。

不單因為他不識貨，更因為只有你識貨，卻從來不說，所以全家都不知道。也因此有那麼多「撿漏」的行家，專往老宅跑，去找什麼？

找愚昧不肖的子孫！

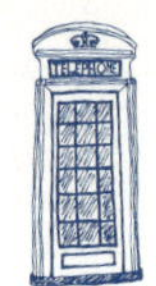

學到老，活到老

打開櫃子瞧瞧！

你是不是有一堆錄影帶，搞不好還有空白的？而錄影機已經可以進博物館了。

你是不是存了一堆燈泡、燈管，或者鹵素燈泡？問題是你家已經裝了省電燈泡，還打算改LED燈呢！

你是不是還剩幾卷沒拍的底片，問題是你早已換成數位相機，甚至整天拿著手機四處拍了？

突然間一切都變了！變得讓人「既新又舊」。

以前總說未雨綢繆、有備無患，於是家家存東西。像我，連買幻燈機都附

帶多買幾個燈泡，買照相機也多買一組電池。

幻燈機還能用、照相機也能用，備用燈泡是全新的、備用電池甚至沒充過電。但是突然之間，幻燈機換成投影機，傳統相機改成了數位相機，那些燈泡、電池全白搭了。

不是我們的步子太慢，是時代的步子太快！

我岳父用來收聽某華語電臺的收音機最近壞了，打電話去買新的，電臺說早不賣了，因為現在大家都在網上聽。

連我都一樣，有一天去文具行買「丁字尺」，老闆說沒有，又很奇怪地笑了笑：「現在都用電腦製圖，您還用丁字尺嗎？」

科技日新月異，不是老東西不能用，只是有一天你拍了底片，卻找不到地方沖洗；當別人早把照片送到天涯海角，你還在裝信封郵寄的時候，你能不改嗎？

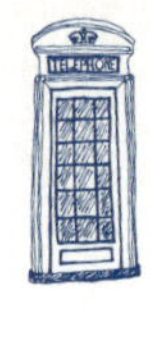

被環境逼得改變

老人都有個共同的表現，就是愛存東西。

因為人老了，沒有安全感，如同不確定災荒的年頭，大家都得存糧。問題是，你是不是該想想，時代不同了，街角就有便利商店，除非你前不著村、後不著店，住在很不方便的地方。否則隨時可以買，就算自己行動不便，也能打電話叫宅配，或者請親戚朋友幫忙，犯不著自己存一堆。

每當你想存貨的時候，是不是也該想想，自己的歲月還有多少，還能用多少？會不會沒多久又換新型號，原先存的全成為廢物？

別讓兒孫瞧不起

聽我說這麼多，你或許會講，你老了，就什麼都甭買了，反正已經跟不上時代。

這又錯了！正因為我們老了，行動愈來愈不方便，愈得努力學習用新的東西，好比不良於行的人用電動的輪椅，上下樓梯用電動座椅，甚至像漸凍人史蒂芬·霍金，用電腦幫助說話，繼續貢獻他的智慧。

再舉個例子，我太太以前拒買智慧型手機，說她用不著。

她的朋友勸她：「我們愈老，愈不能落伍！妳買個，抓在手上只用來打電話都好。最起碼不被小孩看扁，他們看妳落伍，會把妳排斥在他們的世界之外。而且當妳抓在手上，自然會開始用，不會，也能隨時找人教，漸漸就會了。」

果然，當我太太聽她話，買了智慧型手機，沒多久就成為低頭族，連散步的時候，都跟兒孫視訊。

她的朋友說得好——

「愈跟不上、愈跟不上！愈跟上、愈跟上！」

結交年輕朋友

我跟國內來的朋友交往，發現一個有趣的現象：那些家裡有小孩的父母，到美國沒多久，英文就大大進步；相對地，沒小孩的人進步就少。原因很簡單，前者的孩子進美國學校，起初英文跟不上，常要大人幫忙，父母被逼得學習，英文自然進步。漸漸孩子適應了美國文化，回家也講英文，父母又不得不聽，所以聽力也大大進步。

同樣的道理，家裡有中小學生的父母，電腦八成不差。因為碰到問題，找孩子就能解決。還有很多上年紀的人，原本不懂電腦，突然學會上網寫信打電話，八成因為有遠方的子女，為了跟孩子聯絡，他們不得不學。

所以就算你家裡沒有年輕人，最好也結交些年輕朋友，學習些新把戲。最起碼免得你只知道那幾家餐廳、幾個市場、幾個朋友，有一天餐廳、市場被淘汰、老朋友去了天堂，你連能去的餐館、能聊的朋友都沒了。

時代總在進步，年輕人吃的東西可能更乾淨、更健康，他們去的地方可能更漂亮、更新潮。別說你不喜歡，要知道當你覺得一代不如一代的時候，非但不能顯示你棒，反而表示：你跟不上新的一代了！

人老，一方面要知道自己的來日無多，不存沒有必要的東西。

一方面要知道自己的能力漸弱，應該早早努力學習新東西、利用新科技，幫助自己度過晚年。

活到老，學到老。

學到老，活得老！

吃死總比饞死好

說幾個有意思的事給你聽：

有一天我去醫院看病，提到一種最新的醫治方法。

醫生笑笑，低頭翻了翻我的病歷說：「以您的平均餘命，犯不著用這方法了。」

又有一回，我去醫院看一位換關節的朋友。他說他沒換最貴的，而選了個比較便宜的。

我笑他那麼富有，何必選便宜的？

他說：「犯不著！我這年歲，還能用上四五十年嗎？」

看得遠卻活得短

病，不是只有一種醫治的方法。怎麼對待，常常要看心態。

舉個例子：如果你五十歲得了攝護腺癌，當然最好手術切除。但是八十多歲才發現，還非動手術不可嗎？你四十多歲心臟出了問題，可以換心，你九十了，如果能撐，還要冒險換心嗎？

很多老人死在手術臺上，都是因為他們認為自己還能活幾十年。結果他們看得更遠，反而活得更短。

既然活著就要有滋味

再說幾個故事：

我四十多歲膽固醇就偏高，對我的家庭醫生無奈地說：「我很喜歡吃冰淇

淋，怎麼辦？」

醫生很爽快：「你可以吃啊！但是半年吃一次，去冰淇淋店吃，不要買回家吃。」

他等於叫我別吃，但是不說「不行」，而用婉轉的方法；又怕我去超市買一大罐回家慢慢吃，所以叫我去店裡吃。

接著我去找心臟科的醫生，也提到愛吃冰淇淋。

他先看看我的「電腦斷層」報告，沒什麼問題，就說：「你吃啊！照吃不誤！如果你愛吃的東西不能吃，活著還有什麼意思？吃！但是按時服藥、定期檢查。」

年輕人要治，老人不必治

我不說誰對誰錯，先講講我九十三歲過世的老娘。

她也特愛吃冰淇淋，但是她的血壓、血脂都高。

當年為了讓她長命百歲，我嚴格規定：不准吃冰淇淋。

她還是中風了，不能說話、甚至不能進食，必須靠插胃管，但是少量的流質食物還能下嚥。

我去醫院，帶著她最愛的巧克力冰淇淋，坐在床邊，一口一口餵她，咖啡色的液體有一半從她偏癱的嘴邊流下。

後來我常檢討，當她已經八九十歲的時候，我是不是還有必要限制她的飲食？年輕人的治療方法，對老人是否恰當？如果我過去讓她健康的時候愛吃什麼吃什麼，會不會更沒有遺憾？

好死不如賴活著？

所以，如果你已經這麼高壽，只是空腹血糖一百二十五，糖化血色素也才

六點四%，對甜食就別過度反應了吧！每次我見到近九十歲的老人家，還拿著當天早上驗血（用簡便的家庭驗血小機器測驗空腹血糖）的數字，這個不吃、那個不吃的時候，我都會想到中風的母親，心說：「何必呢？」

人生苦短！人生幾何？

雖然「好死不如賴活著」，但這個不吃那個不碰，硬拖到一百多歲，跟照吃照喝快快樂樂卻少活幾年。

如果問我哪個好，我選擇後者。

別讓仙丹成為毒藥

最近去探視一位老同學的父親，老人家以前是名醫，富有極了！單單在台北最繁華的地段，因為把舊診所拆了重建大樓，就足足分到六層。

可是當我走出電梯，嚇一跳！這哪是豪宅啊！電梯間好像庫房。進屋也差不多，好不容易才把書報移開，給我挪出個座位。

大概塵蟎太多，跟老人家沒聊幾句，我就氣喘發作，只好匆匆告辭。

老同學送我下樓，一邊走一邊嘆：「老人家啊！沒辦法，他捨不得扔，連在街邊看見別人扔出來的東西，還會偷偷搬回家。」

撿破爛的癖好

據說這是一種心理病，美國新聞甚至播過專題，有些老人把整個屋子都堆滿破爛，最後不得不動用「警消」和卡車，強制把破爛扔出去。

我那朋友說得好，當時搬家就吵一架，因為老父親把所有舊家的東西搬過去，結果連蟑螂都搬進了新家，他住在樓下也被感染。邊說邊笑邊嘆氣：

「你知道嗎？我爸爸家冰箱打開來，東西立刻掉一地。因為塞太多，有時候找一樣食物，得翻到最裡面，拿出來，全爛了！可是我老爸照吃，說他是醫生，知道能吃不能吃，吃壞了，他還有以前存下的藥，不怕！」

不吃白不吃的仙丹

他這話讓我想起小時候，父親一位朋友重病，我陪父親去探視，他居然已

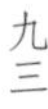

經好了。原因是他特別花大錢，從國外空運了一種特效藥，才服幾顆，就好了！

我至今記得一個畫面：

他家老奶奶盯著藥嘆氣：「什麼仙丹哪？那麼貴！可也真是仙丹，才吃幾顆就好了，早知道不買這麼多了。」接著當著大家的面，把那盒藥抓起來：「你們不吃，我吃！我每天吃一顆！長命百歲！」

省出病

多可笑！又多可悲！

她怎不想想，沒病吃這種強力特效藥，如果吃出病來，不是更麻煩？

問題是多少老人家把點心、水果藏在櫃子裡，日子久了，爛了黴了！他捨不得扔，照吃！就算給他新鮮的，他還是從不新鮮的吃起，結果總是吃壞的。更糟糕的是他們甚至拿出來招待客人，給兒孫吃。那不是害人又害己嗎？

沒錯！好好的東西，吃不了、用不了，扔掉可惜。但也不至於塞進肚子。

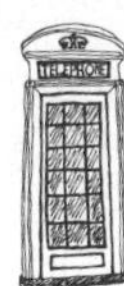

你用不了、吃不了，可以早早給別人哪！

捐到對的地方

在美國有各種收舊貨的公益團體，有些專去餐館收食物、有些收衣服玩具鞋子，還有收皮包的。除了把食物立刻拿去分送，衣服玩具送去貧困地區，好的皮包還能在網上拍賣，賣了錢再去買必需品給窮人。

據說這樣比大家任意捐東西好，亂捐可能多到倉庫放不下、災民用不了，後來多半扔了。反不如需要哪幾樣就指定要哪幾樣，或者換成現款來得實際。

我就常看我太太把東西塞進特別的塑膠袋放在門口，那袋子是公益團體寄來的，他們需要什麼，會先四處發信，跟你約好時間，自己上門取，不按電鈴，只寫張收據貼在門上。

「不必藏於己」與「不必為己」

或許你要說，你那邊找不到這樣的團體。這簡單！為了「以後不扔」，你可以「現在不取」啊！

孔子的〈禮運大同篇〉不是寫了嗎？

「貨惡其棄於地也，不必藏於己；力惡其不出於身也，不必為己。」

這兩句話很多人不解，其實很簡單，就是「如果你不需要，就別拿；如果你有能力，可以為別人服務。」

兩千多年前，孔子已經有了環保公益的觀念。

年輕不老，
老得年輕

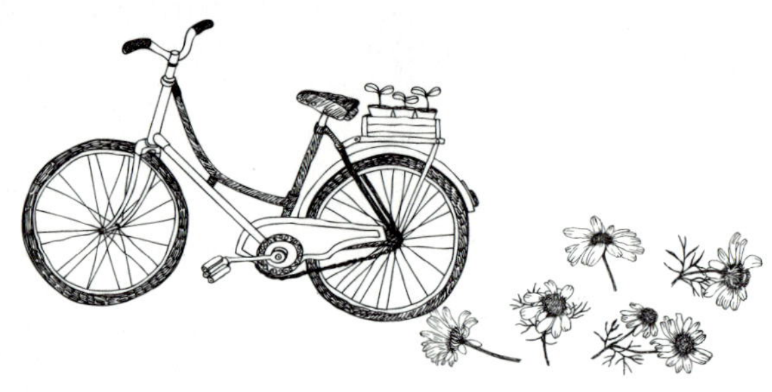

第四章 經營健康

身體是要經營的，
病痛是要面對的，
健康是要維持的，
迷信是要破除的。

長壽不能怕吃藥

我們能活在今天真是太幸運了！最起碼我們比古人長壽得多。

請別說彭祖活了八百歲，那絕對是神話。古人平均壽命其實很短，如果你查查上世紀初，西方傳教士在農村作的統計就知道，當時中國男人平均壽命不過四十多歲。

所以才會講「人生七十古來稀」。

七十歲，放在今天算什麼？君不見！七十歲還在選總統，東奔西跑跟四十歲的小夥子差不多；而在一百年前，四十歲的小夥子只怕已經報銷了！

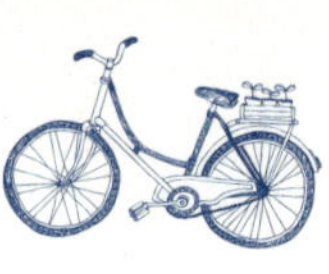

現代人百毒不侵？

古人不是特重養生嗎？除了吃各種補品，還有牽引、吐納、導引、數息、辟穀……為什麼會連活到七十歲都不容易？

相對地，今天工業汙染，空氣中一堆有毒的物質，食物裡有塑化劑、三聚氰胺、孔雀石綠、鎘米、地溝油、瘦肉精……加上各種殺蟲劑、防腐劑、染色劑和農藥化肥，我們好像一天二十四小時都在中毒。這些古人都沒有，為什麼會比現代人短命得多呢？

人生七十古來稀？

當然古代的環境衛生跟現在沒法比，他們的營養可能也差得多。但是你如果去過北京故宮，可以知道那兒非但乾淨寬敞，下水道系統也是相當好的，

皇帝吃的山珍海味更不用說，可為什麼乾隆皇帝還要得意地自稱「古稀天子」？可見能活到七十歲的「天子」也不多。

豈能不打疫苗

於是可以推論，今天人活得長是因為醫學進步，這就進入我要講的主題了。我發現很多老人極重視養生，譬如吃全素、不打疫苗、不吃藥，甚至不服維他命，說那才合乎古人的天然養生。

我不能說他們錯。只是要問，那些老人家特別健康、特別長壽嗎？

想想疫苗多有用，今天你還常看到「麻子」和小兒痲痺的人嗎？在「天花疫苗」和「沙克、沙賓疫苗」沒出現時，多少孩子因為出天花、得小兒痲痺死了。

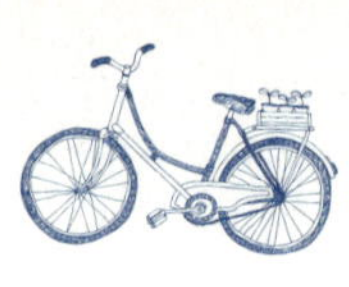

再想想，即使到今天，仍然有多少人四五十歲就肝癌走了。為什麼？因為他得過B型肝炎，沒能產生抗體，很容易肝臟硬化，轉變成肝癌。在亞洲，一年有多少人風華正茂，卻死於這樣的肝癌啊！但是今天的小朋友，如果早早打了B肝疫苗，還會有這問題嗎？所以我認為老人拒絕打疫苗是不對的，最起碼上了年歲，一定要打感冒疫苗，免得因為感冒引起併發症，早早送了命。

吃藥是服毒？

再談談吃不吃藥。

有人說「藥」就是「毒」！這句話不錯，很多藥沒用對，會中毒，尤其是西藥。問題是為什麼吃西藥的現代人比古人長壽得多？

你如果有高血糖、高血脂、高血壓這「三高」，沒早早發現，對症下藥，

很可能到一定年歲就瞎了眼、鋸了腿，再不然胸口一疼、眼前一黑，上天堂了！

你能堅持不吃藥嗎？

有人說他吃藥，但是只吃中藥不吃西藥，因為西藥都是化學產物。我不敢說他不對。只是要問：古人吃中藥幾千年了，各種祕方仙丹，不知多少，他們怎會「七十古來稀」呢？

相對地，我常見我岳父吃藥，一大把，像是吃飯，可他已經九十六歲了，還天天種菜、上網、交際應酬。

中藥當然有用，像我，年年要喝「十全大補湯」，因為從種花種菜我體會到，吃西藥打針好比給植物下化肥，效果快，但是下多了，泥土會愈來愈糟。相對地，吃中藥補身，好比為植物下堆肥，裡面有各種化肥不含的微量元素，種出來的植物連葉子都漂亮。

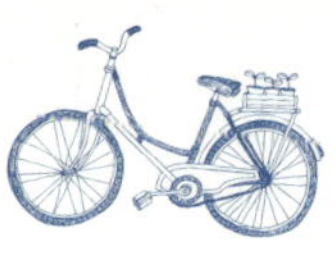

中藥西藥本一家

問題是中藥的效果慢，西藥則常有立竿見影之效。如果你血壓高、血糖高，可能一顆小藥丸吃下去，馬上就降下來。如果你突然心肌梗塞，及時注射溶栓劑也可能把血栓溶解、恢復血流，這些中藥辦得到嗎？

有些病中醫也確實有效，譬如針灸能麻醉止痛，問題是你開刀會選擇針灸麻醉嗎？中藥也能消炎化瘀，問題是你急性盲腸炎和肺炎，會吃中藥治療嗎？

如果你抗拒西醫、西藥，務必想想憑什麼今天的人能比古人長壽？為什麼今天你坐洋人發明的汽車、飛機，卻拒絕西方的醫學？

有人說「中藥治本、西藥治標」。中藥是一點一點從根本改善，西藥

是見招拆招在表面緩解。但是老人來日無多，還能想那麼遠嗎？所以我認為：

管它治本還是治標，中藥還是西藥，能從鬼門關拉一把，讓老人多活幾天的就是好藥！

醫生也瘋狂

常聽人說：「甲雖然大病小病不斷，但是很長壽，乙雖然從來不生病，可是一病就是大病，沒多久死了！」

其實這段話也可以改成：「甲對身體狀況很敏感，有一點不舒服就去看醫生，雖然總是病懨懨，卻很長壽。乙特別要強，不服老、不服病，有病也撐著，結果小病拖成大病，撐不住的時候已經來不及，沒多久就死了！」

有些人特別愛看病、進補，三天兩頭往醫院跑，家裡存的藥都能開藥房了。相對地，有些老人很怕看醫生、拒絕去醫院。這兩者，一個「過」，一個「不及」，都容易出問題。

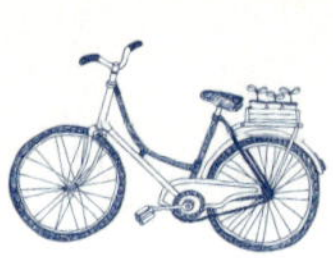

小心補過頭

先談談前者：

我有位朋友走在路上頭暈，摔得鼻青臉腫，送進紐約曼哈頓一所著名的醫院，醫生居然才看幾眼就問他太太：「你丈夫是不是吃很多營養補給品？」

我到現在都沒搞清楚為什麼醫生這麼問。但是說句實話，我那朋友確實愛吃所謂「健康食品」。連跟我打乒乓球，中途都要暫停，塞一把藥丸進嘴裡。他甚至自己賣健康食品，賣不完就自己吃。

隔一陣子，他中風了，心血管鈣化嚴重，連支架都沒法裝。

我常想，他的病會不會因為吃太多的「健康食品」？

常聽女人說化妝品不能長久只用一個品牌，因為成分一樣，用久了不好。補品恐怕也不適合常吃同一種，吃久了，累積太多同樣的東西，身體吸收不了，反而有害。最起碼不是水溶解的維他命，譬如維他命A、D、E，吃多

了不容易隨尿排出，會中毒。

問題是很多人卻在不知不覺中重複吃那些東西。

舉個例子，你平常已經天天服用多種維他命的藥丸，按說很夠了。但是改天醫生建議你吃點「葉黃素」，對眼睛好，你跑去藥房買葉黃素。藥房的人會不會除了給你葉黃素，還拿出一盒進口藥：「您何不吃這種呢？名廠出的，成分更好，更有效。」

你平常雖然省吃儉用，對健康可不敢馬虎，八成咬咬牙，買了那盒貴好幾倍的。

豈知藥房的人說的雖然不錯，但是那「多加的成分」卻是你已經吃了的，你什麼人的話都聽、什麼偏方都信，已經不知重複吃了多少「補充劑」，現在再買一大盒回去，如果又是會在身體裡堆積的成分，日子久了能不出毛病嗎？

「補品！」聽這名字就知道，好比「補習」，因為功課不好才補，因為缺才補。如果你已經不缺了，還補，當然過猶不及。

服一般處方藥也一樣。現在的醫療機構，不知有意還是無意，不太能「連線」。你今天去這家醫院看病，給你開一種藥，明天去另一家診所，開另一種藥，藥名看似不同，其實成分一樣。還有個問題是，許多藥物會相互衝突，嚴重的時候能要命，如果你非但重複用藥，還讓藥在身體裡打架，能不出問題嗎？

所以我建議你，看醫生之前最好先寫一份自己用藥的清單，給醫生參考。有些醫院會在病人初診時先填問卷，寫明過去動過哪些手術、對哪些藥物敏感和家族病史，也是這個道理。

老人家重複吃藥還有個原因，是記憶力不行。連上大號都不一定記得，更甭說吃藥了。如果你有這問題，我建議你用那種一格一格的小藥盒，上面有日期，讓你不致弄錯。

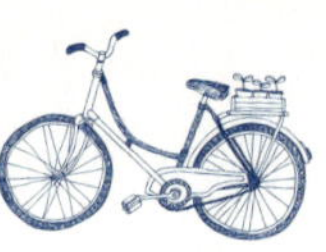

怕上醫院的人

再談談那些不愛看病的人！

很多人拒絕上醫院，一個可能是：好強！或者因為年輕的時候身體太好，不相信自己會得什麼大不了的病。另一個可能是害怕，怕進醫院左檢查右檢查，沒病也弄出病，結果進得去，出不來！

連我的一位醫生朋友都害怕，年過六十還不做直腸鏡，我問他為什麼？

他居然說：「如果查出來有問題怎麼辦？」

我再問，美國政府要民眾年過五十就做直腸篩檢，你難道不叫你的病人做嗎？

他一笑說：「我當然要他們做，否則他們出了問題，會告我！」

我還有位醫生朋友，才四十多歲就直腸癌死了。他自己開的醫院裡有內視鏡設備，居然自己沒檢查。

他們不是太自大，就是太膽怯，還可能太忙、太大意！

妙的是好多人硬是自大，或者因為膽怯而自大，他們去看醫生，非但不傾訴病情，還隱瞞病情，一副自己是不得已才去的樣子。

最常見的是好多人一知道要驗血，就改變飲食生活，甚至拚命運動，等檢查一過又恢復原先的樣子。

還有一種人，明明去看醫生，卻自己當醫生做診斷：「我這兩天胸口有點疼，按說是食道逆流，以前就有這毛病，吃多了就會出問題。」「我左邊肋骨這兒痛，大概因為剛旅行回來，提行李太重，傷了！」

醫生一天不知看多少病人，說難聽一點，三分鐘摸個頭，常常已經馬虎到不能再馬虎了。你再這麼「大嘴」，他還有時間為你看嗎？又能不受你的影響，做出誤判嗎？

結果，你才出門就心臟病發，該怪誰？

在老天爺面前要謙虛

想長壽，就得老，老就難免生病，怕生病怕老，就別希望長壽！
老，是我們跟老天爺爭取多活幾天，有誰能跟老天爺耍大牌呢？
面對生老病死，多麼神勇的人都得謙虛。

按摩大腦，清掃腸胃，長命百歲

我父親五十一歲就因為直腸癌去世了。我的老娘總怨：「把他侍候得這麼好，菜做得那麼細，連嚼都不必了，腸胃也省了多少事，他居然還得腸癌，太沒良心！」

早年她這麼說我都不吭聲，認為她說的有理。可是後來醫學方面的資訊看多了，我會反駁她：

「只怕就因為老爹吃得太細，連咀嚼和腸胃蠕動都不必，所以得大腸癌。」

道理很簡單！當老天爺發現你連咀嚼都懶、消化都嫌麻煩的時候，祂會

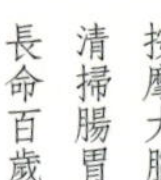

想：你活著也沒什麼意思，差不多該關機了。這跟總不拿重物的人，比較容易骨質疏鬆，老人們需要「重力」訓練，是一樣的道理。

吃的第一關是咀嚼

咀嚼是吃的第一關。你能把什麼東西都往嘴裡扔，咀嚼都不咀嚼就嚥下去嗎？你怎麼知道那東西裡沒帶尖帶刺的東西？而且美食是要經過咀嚼才能品味的。一個人連品味的興致都不大，能不早早從人生的舞臺退休嗎？

咀嚼也是消化的第一步，唾液能幫助消化，你是不是該讓它發揮作用？否則老天爺何必設計唾腺？

咀嚼還能幫你紓壓，好多人緊張的時候會嚼口香糖，那反覆的咀嚼動作，能讓你放鬆。所以你就算吃飯的時間忙，都得叮囑自己：咀嚼一下人生的滋味！放鬆一下緊張的心情！

咀嚼是對牙齒和大腦的按摩

咀嚼更重要的是幫助牙齒和腦，使它們不致早早老化。近些年這方面的研究報告很多：牙齒的健康不單是牙齒本身，也影響到心臟和腦。所以拔牙的時候，牙醫要你服抗生素，防止細菌跑到距離不遠的心臟。

牙齒的健康跟咀嚼又是密切相關的。老天給你一副好牙，你不用，好比聘請員工，卻不給他們工作，日子久了很容易怠惰。

想想，咀嚼是不是要上下咬合？一緊一鬆是不是像按摩？可以促進血液循環，增強抗壓力和緊密度。

咀嚼還能讓腦警醒。因為牙齒緊鄰著大腦，你的咀嚼動作等於給大腦按摩。就算你邊吃飯邊說話，大腦也會密切關注嘴裡咀嚼的東西（是不是有魚刺和雞骨頭等等），這關注就能「醒腦」！甚至避免老年痴呆的發生。

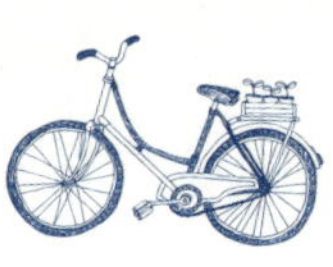

讓粗食刷洗腸胃

再談談腸胃蠕動！

你知道為什麼冰河能把岩石磨蝕，切割成冰斗、冰川、冰河峽谷嗎？除了冰本身有摩擦力，最大的原因是冰裡夾帶了石頭，當冰河受地心引力，逐漸往下移動的時候，好比我們用手抓著石頭在岩壁上用力摩擦，石頭刮石頭，愈切愈深。

如果你吃的食物有細有粗、有軟有硬，到了腸胃裡，也能像冰川夾帶石頭，有摩擦的作用。原先黏在腸壁上的宿便和有毒的東西，可以被磨掉。所以吃多纖維的食物，非但助消化，還能避免罹患大腸癌。

細中有粗的好處

細的粗的都吃還有個好處，是降血糖、血脂。

因為細的食物吃下去，就「緊密」地貼著腸胃壁，裡面含的糖分很快被吸收。糖尿病病人不適合吃西瓜，不能飲酒和甜的飲料，也忌吃糯米類的食物，就是這個道理。

想想！糯米多黏啊！黏是因為它「細膩」，非但不容易消化，而且吸收快、血糖容易上升。

膽固醇的吸收也一樣！

知道了這一點，只要你嚼得動，就別把食物弄得太軟太細，免得已經老化的牙齒，因為不用而加速退化。你甚至可以特意吃些高纖維的食物，讓它們發揮清理腸胃的效果。

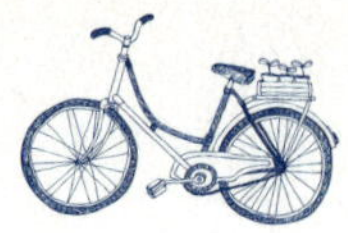

身體就像房子，常打掃，一定好！
大腦需要按摩，常咀嚼，能醒腦！

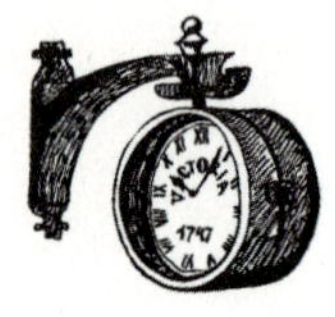

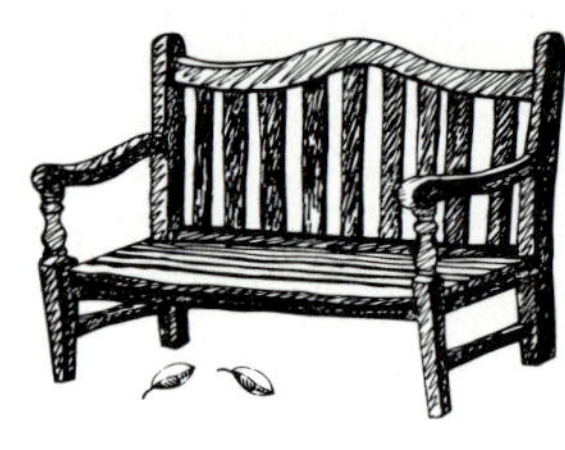

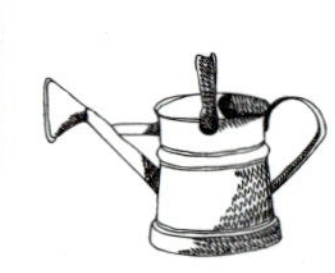

第五章 看透生死

不馬虎過一天，
不苟且活一日。
活得認真，
死得乾脆。
活得積極，
死得泰然！

減法的人生

我在台北跟兒子住對門，他家人多，東西沒地方放，就挪到我屋裡。有時候我回台北，發現兒子大概為了給我留出寬敞的地方，把很多東西堆進他的書房。

我就對他說：「家才這麼點大，當咱們已經沒什麼空地，一個是淘汰、扔出去或送人，一個是少進。」

後來我的口號成為：「進一樣，出一樣！」

這是絕對合理的，你想想，房子就那麼大，當屋子已經裝滿了，當然再也塞不進新的東西，為了「布新」，只好「除舊」。舊的除不了，或捨不得放棄，

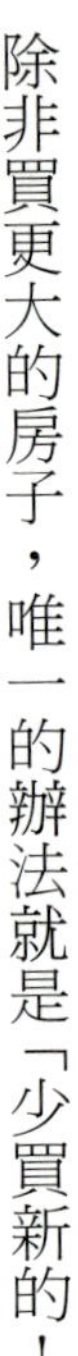
除非買更大的房子，唯一的辦法就是「少買新的！」

爛在肚子裡

身體也一樣啊！好多老人捨不得倒東西，把自己當垃圾桶，還說得有理：「寧可爛在肚子裡，也別爛在鍋裡。」

問題是，老人的新陳代謝已經變慢，消化力大不如前，還往肚子裡塞，能有好處嗎？吃出了病，誰倒楣？自己倒楣、兒孫倒楣，非但自己受罪，賠下去的醫藥費只怕千百倍於「吃垃圾」省下的。

再回頭想想「屋子」，今天城市裡寸土寸金，如果你好不容易搬進個漂亮的房子，卻不斷堆舊貨，連走路的地方都沒了。你算算，堆那些東西的「地面」值多少錢？這麼做划得來嗎？

減法的生活

人年歲大了，都應該學習「減法的生活」，甚至從中年就衡量自己的體力、收入和老化的速度，逐步簡化。

我從很多年前就實行「減法的人生」，有朋友送禮，如果送兩包，為了不失禮，我會只收一包。而且如果連那包都用不著，就送給用得上的人。

銀行百貨公司的贈品也一樣，自己不用，最好馬上送別人。

為什麼要「馬上」？因為很多東西禁不起擱，一擱，你忘了，擱久了，東西壞了！這時候送人多失禮啊！非但不討好，還可能傷了對方的自尊。

所以有不需要的東西，「不必藏於己」，馬上轉手出去！

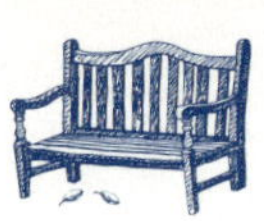

你的廢物，人家的寶貝

我兒子因為主持藝文節目，很多人送書，他用不著的，除了送人（包括送我），就是裝在箱子裡，請收舊書的人來拿。

人家並不白拿，他們是付錢的。

我學他，也把老書一箱箱裝好，要兒子通知對方。

後來，兒子向我道歉：「抱歉！老爸！因為您的書真是太老了，比我都老得多，所以沒拿到幾百塊。至於那些拍賣公司的圖錄，雖然都是新的，但不能賣。他們還是拿走了，會放在書店前面，誰需要誰拿。」

多好哇！誰需要誰拿，你會發現對你是沒用的廢物，對別人可能是寶貝，既減少自己的壓力，又能幫助別人，何樂不為？

活得輕

減法的生活，除了「捐出去」和「少取」，還有一樣很重要的，就是把東西減少、減小。

譬如我以前種花，小盆換中盆、中盆換大盆，尤其君子蘭和薑花，因為自己會往外增生，後來盆子都大到幾十斤重。

年輕的時候我能抬，每年暮春抬出門外，冬天來臨之前又抬進屋內。可是自從傷了腰，我就沒辦法了。捨不得放棄，只好換小盆，至於多出來的則送人。

我常在朋友來拿花的時候說：「謝謝你收我的花，因為搞不好哪天我的花死了，還可以找你，再分一些回來。」

我也常指著車房裡堆的東西對太太說：「非收拾不可了！以前可以堆，一堆十幾年都不碰，但是今天不整，明天不整，再也沒能力整，只好等兒女全扔掉。」

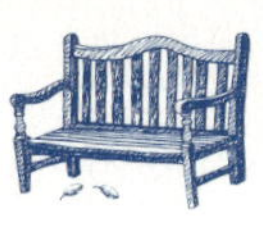

可不是嘛！你四處看看，家裡可能有些箱子盒子，沉得要命，卻擺在那兒多少年，連裡面是什麼東西都忘了。如果你今天還有力氣抬出來整理，卻不動手，再過幾年你還拿得動嗎？

簡化與單純

更進一步，年歲愈大記憶愈差。過去可以記得十幾個帳戶、十幾組密碼、幾十個電話號碼，漸漸提筆忘字、衝進房間卻忘了要做什麼。密碼老打錯，動不動帳戶就被鎖死。以前隨口溜的人名、電話，一下子全糊塗了！這時候能不簡化嗎？

所以我建議你，把比較不用的帳戶關掉，留下一兩個就好。重要的電話號碼也都寫下來，放在手邊、輸進手機，甚至貼在冰箱上。腦細胞減少沒關係，只要把一些廢物拿掉，空出來的地方還能使用。掛心的事情愈少，寬心的可能愈大。

人生像旅途，小時候父母幫我們拿行李，大了自己提行李，還從父母那兒運走一堆。

成家之後，除了自己的，也幫另一半和孩子拚命拿，似乎想賺得全世界。有一天孩子大了，飛了！我們又得自己扛行李。只是體力愈來愈差，一路走一路扔，行李愈輕走得愈遠，直到最後兩手空空地離開這個世界。

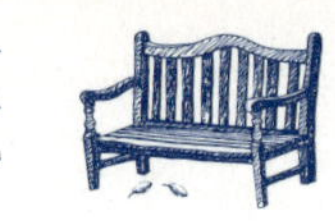

視死如歸反而長壽

人死了造墓沒話說，但是你知道有些人活得好好的，就給自己造墓嗎？那種為活人造的墓叫「生壙」。中國人認為造生壙非但不會早死，還能長壽，也可以說造生壙是「造福」。

古人也常早早為自己準備壽材。可能才五十歲，就找人用上等木料做個棺材，每年漆一遍，二十年沒死就漆上二十遍。

我常想這幾十遍漆下去，只怕後來連蓋都蓋不上了。只是每次問老人，他們都說漆愈多道愈嚴實，遺體不容易腐爛。而且如果不是有錢人還不可能造得起這樣的棺材，就算造了也沒地方擺。所以能為自己早早準備「壽材」的，表示富裕。還有一點：

表示對死的豁達！

有官有財的棺材

其實中國人在很多方面都有這種心態，如果有人夢見棺材，甚至自己躺在棺材裡，非但不是惡兆，反而表示好運來了，八成要升官發財。棺材！棺材！既有「官」，又有「財」。

有些人甚至偶爾睡睡自己的「壽材」或「生壙」，還十分得意：你瞧我多神，活得多泰然，對於死這件事早看開了。年年睡進去，年年爬出來，老天不接我，我就長命百歲。

或許也正因為這種豁達的心態，使人能活得更輕鬆自在。既然視死如歸，連死都不怕了，還怕什麼？

往更深一層想，當我們總想到有一天會離開這個世界，就愈會把握當下的生命。當我們感覺人生不過幾十寒暑，到頭來，塵歸塵、土歸土，就愈能拿得起、放得下、看得開。

簽個生前契約？

許多人忌談死，連看見孩子把紙袋套在頭上、把筷子插在飯上，都會想到披麻帶孝和燒香祭典，認為犯了大忌。

問題是誰能不死呢？死總要來到，與其像鴕鳥把頭埋進沙裡，死到臨頭都不知道，還不如意識「那一天」而早早規劃。

現代人這方面好多了，而且愈對生死豁達的人，愈能早早規劃「自己的死」。

為了省老伴和兒女的心，也為了安自己的心，許多老人會早早買好「福地」，還有些人會簽「生前契約」。有一天「走人」，連壽衣、壽材、墓園，乃至喪禮的大小事全由保險公司包辦了。許多地方甚至由政府代理，使人民沒有後顧之憂。

何必死後哀榮

喪禮跟婚禮一樣耗神。問題是辦婚禮，新人年輕、父母也不太老，加上喜事臨門，高高興興辦，累也沒什麼問題。

相對地，辦喪禮時老伴如果還在，多半已經上年歲了，傷慟欲絕，有能力辦嗎？至於子女也多半中老年了，體力差得多。為了父母的「死後哀榮」，四處張羅擺場面，能不受傷嗎？我就有朋友因為父親過世，喪事還沒辦完就一病不起，喪事才完，又辦他的喪事了。

如果你疼愛親人，會希望這樣嗎？

愛要福澤綿延，讓子孫活得更好。而不是要求孩子用喪禮的場面來證明對自己的孝順，用哭聲來表示對自己的愛。

想通了這一點，您如果有能力，是不是應該早早安排後事？甚至為了讓自己在最後的時刻少受點罪、少插幾根管子，早早就簽「放棄臨終搶救」的文件？

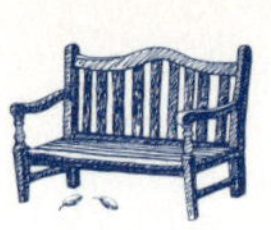

更進一步，想想我們的身體不過一副臭皮囊，火葬是被火燒成灰，土葬是在棺材裡腐爛，後者並不是保存全屍，只怕被蟲蛆和細菌一點點吃掉的感覺更糟糕。如果我們這個身體，到死還有些零件可用，以自己的死造福別人的生，捐出器官，不是更好嗎？

我曾在電視上看過，許多台灣醫學院的學生解剖人腦，解剖臺上沒有整個「大體」，只有一顆顆頭顱。原來都是美國老人死後捐出來的，為了運輸方便，只把頭顱切下，空運到地球的另一邊。

多豁達的美國老人哪！能不令人敬佩嘛！

早早面對才能無憾

生死是要看透的！因為寬廣，所以厚實；因為豁達，所以泰然；因為知其不可迴避，於是勇敢地面對。更因為早早面對，所以能夠無憾。

最後讓我講個生壙的故事。

明末清初的大思想家黃宗羲，七十多歲的時候為自己建了生壙，死前特別叮囑家人喪事從簡：

只要用擔架把大體抬到墓裡，一條被褥都不必加，不必棺槨、不做佛事、不做七七、凡鼓吹、巫覡、銘旌、紙幡兒、紙錢，一概不用。

他還說：

「年紀到了，可以死了！一生沒什麼大善，也沒什麼大惡，可以死了！對先人雖然還做得不夠，但也沒什麼虧欠，可以死了！一生的著述雖然不盡傳世，比起古來名家也差不太多，可以死了！既然有這四個可以死的道理，死就真沒什麼痛苦了！」（語譯。）

是不是正因為黃宗羲的豁達，使他活得更平和、更積極，在那個人生七十古來稀的年代，活到八十五歲，無憾而終。

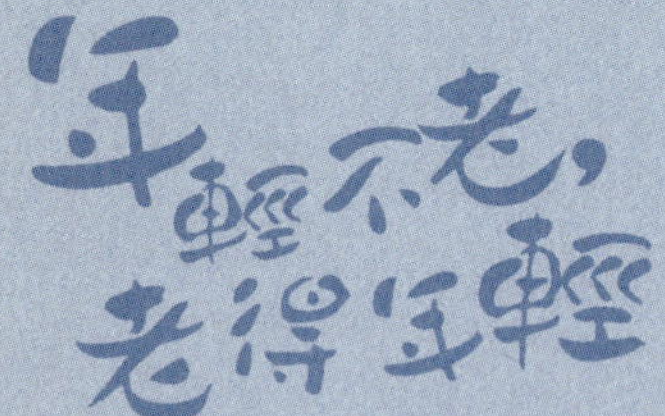
年輕不老，
老得年輕

聽聽聖人怎麼說

孔子說他：「五十而知天命，六十而耳順，七十而從心所欲，不踰矩。」

有些人解釋得玄而又玄，其實道理很簡單，說白了：

「五十而知天命」，是人到半百，體力大不如前，開始知道上天給每個人的稟賦不同、遭遇不同，這輩子有些事做得到，有些事做不到。換句話說：要認命！

「六十而耳順」，好比蘇東坡說的「猝然臨之而不驚，無故加之而不怒」，聽到什麼不順耳的事，都能逆來順受，甚至不覺得有什麼不順耳。

「七十而從心所欲，不踰矩」的「從心所欲」不如講「心無所欲」，因為七情六欲都少了，干擾理智的東西沒了，所以比較容易中規中矩。

成事不說，遂事不諫，既往不咎

在孔子那個年代，能活到七十三歲是很不簡單的，我想跟他的心態有很大的關係。舉個例子：

孔子說：「成事不說，遂事不諫，既往不咎。」這是多高的境界！已經知命了，幹嘛還張牙舞爪、寸步不讓、斤斤計較？事情已經成了，說也無法改變；做的已經做了，成敗心裡有數，何必還去批評？既然已經過去，就別窮追不捨了。

這種寬容是對別人寬容，也是對自己寬容。人老了，未來的日子已經不多，眼前的路也愈來愈窄，能不對自己寬一些嗎？

外面愈不寬，心裡愈要寬。你已經這麼老，能怎麼辦？如果裡外都不寬，又如何走下去？

《論語》說戒之在得

年輕人可以「前事不忘，後事之師」。可以「痛定思痛」、「痛改前非」。因為他們年輕，前面錯了，以後還有時間改。

老人不一樣，如果你老來摔一跤，不斷回頭看，心想自己怎麼可能跌倒，只怕跟著又跌一跤。

孔子說：「及其老也，血氣既衰，戒之在得。」得，不一定是賺得什麼，過度要求自己也是「得」的一種。所以從五十歲知道天命，就應該在自己既有的「天命」之中努力，而不該存非分之想。

年輕人有十塊錢，可以全去投資，泡湯了沒關係，還能重來。問題是老年人有十塊錢，還能孤注一擲嗎？如果擲不見了，拿什麼翻本？

《禮記》六十杖於鄉

人到耳順之年，見到的多半是晚輩，所以《禮記》說：「五十杖於家，六十杖於鄉，七十杖於國。」這時候你見多識廣，又有了發言權，非但不能倚老賣老，而且應該老成持重。「當家不鬧事」！什麼大風大浪到你這裡，應該大事化小，而不是擴大。應該「等片時風平浪靜，退一步海闊天空。」也好比《孫子兵法》裡說的：「其疾如風，其徐如林，侵掠如火，不動如山。」當外面的糾紛像風一樣颳過來，老人要像密密的樹林，把風勢一點點化解；當大事像火似地燒過來，老人要像山一樣沉穩，不能帶頭慌亂。

《中庸》致中和

《中庸》也談到「致中和」，說：「喜怒哀樂之未發，謂之中；發而皆中節，謂之和。」

一個人到了老年愈應該「致中和」，凡事都不要急著反應、急著動作，吃不要過多，玩不能過度，目標不可掛得太高，要求不必太嚴苛。

子女都已經長大定型，你多要求他們，只可能使子女躲著你。

孫子女不是你生的，你對他們多好，到頭來他們還是跟父母親。即使跟你親，又能親多久？而且你們隔代，你帶得了幾年？你的腳步跟得上他們嗎？

羅素的人生態度

英國的大哲學家羅素曾經說過，一個人老來怨老，是最卑鄙的事，因為你

年輕過，有年輕就有年老，老人沒資格怨！

他這話講得真好！老人就算老病，也不能怨。你怨，四周人厭了，會躲你更遠。所以凡事要往正面想，「多好啊！我病了，躺在床上，不能給你們什麼了，你們還來看我，就算看一眼，多好啊！」

老而無怨

如果你老來的病痛是年輕時的職業造成，也別悔恨。悔恨又不能時光倒流，而且就算時光倒流，只怕你還會那樣工作。

你的事業、你的生活、你的成就、你把子女帶大，不都因為工作嗎？

有得必有失，如同人生有得有失。得了生命、失去生命；得了錢財、失了健康。要對得到的感恩，別對失去的抱怨。愈是奉獻而不抱怨的老人，愈能得到尊重。

人生像是川流，起初在山裡奔騰飛漱，像千軍萬馬般切割兩岸的石壁，漸漸水勢緩了，變成激湍在河牀上跳躍。終於流出叢山進入平原，以它的水灌溉兩岸，把一路帶來的泥沙沉澱為沙洲淺渚，再往下去，河面更寬廣水流也更緩慢了，在不知不覺中進入大海。

老年就該如此，是奉獻的、溫和的、寬廣的、安靜的、沉澱的、感恩的……。

年輕不老，
老得年輕

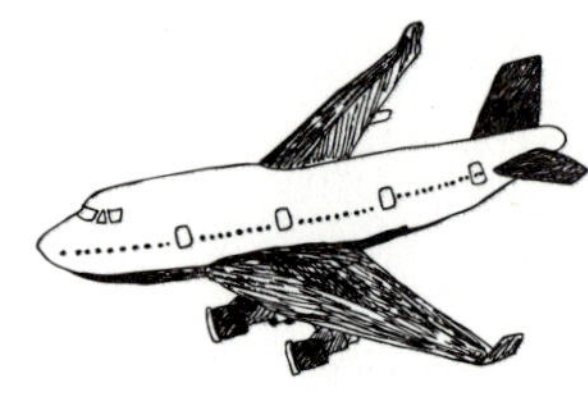

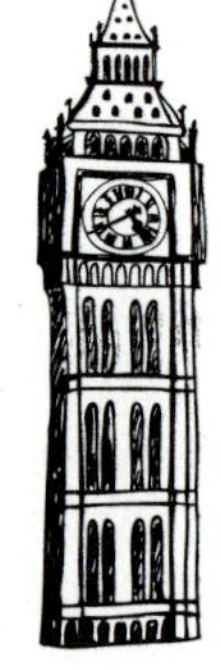

第六章 心寬地廣

小中看大，可以神遊；
大中看小，可以壯遊。

心有多大，
世界就有多大。

心有多美，
世界就有多美。

老人最重要的是：
活在當下！

看看美麗的世界

以前攝影是門大學問，現在人人會，變成小學問，但是小學問裡有大學問。想當年剛有彩色照片的時候，如果誰搶新拍了幾張，那多得意啊！還有，剛出彩色幻燈的時候，好些人旅遊回來，四處通知親友，甚至有些名人會發新聞，舉行「幻燈秀」。

卡喳！卡喳！幻燈一張一張往上放，彩色絢麗、景色宜人，在那個難得出國的年代，不知迷醉過多少人。

那時候就算你不拍幻燈，也可能拍照片。起先拍照得調光圈、速度和焦距，不容易！後來出了傻瓜相機，可神了！舉起相機就拍，接著送去沖洗，

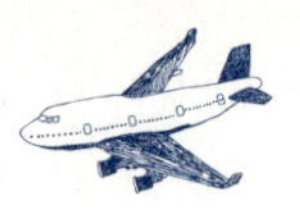

再裝進厚厚大大的相冊，時不時得意地秀秀。

那時候當然可以秀啦！就算用傻瓜相機拍照也能秀！因為買底片、洗照片，處處需要錢，你能拍能洗，如果拍的景色又特別，當然很「榮耀」！

所以常見人家客廳的茶几下，放著幾本厚厚大大的相簿，幹什麼？秀！有人來，就秀！

拍完照，上車！

問題是，曾幾何時突然改變了。大家不再秀相簿，開始秀手機。傻瓜相機換成智慧型手機，還有各種功能。手機聰明，人傻了。加上拍了之後不用沖洗，記憶卡的容量大，不必買底片，拍不好還可以刪除。於是大家再也不必心疼，吃喝拉撒睡，除了「拉撒」，全拍。連「睡」，都拍，而且四處傳，成為「豔照門」。

今天不談「豔照門」，那畢竟是少數。當拍照的學問不再是學問，兩歲娃娃也能做的時候，學問是：「你拍多少？」

說得狠一點是：「你是否活在了手機裡？」

你隨時拍、隨地拍，一次能拍千百張，你怎麼處理？

不錯！你可以說存在電腦或送上雲端。可是當你存了上萬張，甚至幾十萬張照片的時候，你有沒有時間看？

即使年輕人，歲月還長得很，都可能有這方面的問題，如果你已經好大一把年歲，未來的日子已經不多，難道還要用在「回頭看照片」嗎？

有人開玩笑，國人旅行是「上車睡覺、下車尿尿、進店買藥、景點拍照」。

你是不是也一樣？

出去旅行，到了景點，連「景」都還沒看清楚，先拍照！一個人拍、幾個人拍、自拍、用神器拍！

才拍完，已經要上車離開了！

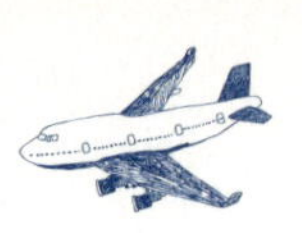

照在銀行，人在天堂

這不是人生的寫照嗎？

多少人好像已經不是活在真實的世界，而是用相機、手機的螢幕看世界。看著看著，老天爺叫你上車，去天堂了！

這叫：「照在銀行，人在天堂！」

照片存起來，不看不用，不是跟錢在銀行一樣嗎？

更可悲的是，如果錢在銀行，你人走了之後，保證兒孫會照顧那筆錢。至於你存在手機相簿或電腦雲端的照片，恐怕很難有人會去看。他們看自己還來不及呢，哪有時間看你的？

想通了這一點，還是活在真實世界吧！

辛苦一輩子，終於有機會出去看看，就用自己的眼睛看看真實世界吧！就算要秀給兒孫看，也可以少拍幾張，寧缺勿濫！或者（如果可能）隨拍隨傳。

因為那樣有新鮮勁，又是「分期付款」，壓力不大，比較會引起共鳴！

兒孫不挑，你挑！

至於那些老骨董相簿，你也得為它們考慮。我前面文章曾經說，我鄰居老太太過世，兒子把他娘的豪華相簿，大概翻都沒翻，全扔了！

你如果不希望有這麼一天，就幫兒孫看！幫他們選吧！

當你翻舊相簿的時候，可以把有兒孫的精采照片挑出來，早早交給他們。他們就算對老一輩不怎麼感興趣，也會對自己好奇！尤其是小時候的照片，特別能引起他們的興趣。如果那些照片裡還很幸運地有你們這對老爸老媽，當孩子看自己的時候，是不是也看到了爹娘？

今天你活著，他們看照片是一個感覺。改天你走了，他們看到，感覺會強烈得多。父母的恩澤、往日的情懷，都會湧上他們的心頭。

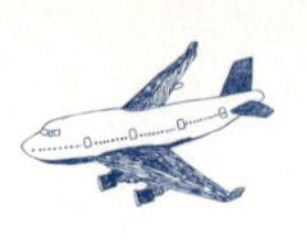

所以即使你拍的是數位照片，也可以選幾張，甚至放大幾張，今天自己看，以後兒孫看。

你也應該每年都找機會，拍張全家福，別讓兒孫在你走後才悔恨：

「怎麼搞的？拍了幾千幾萬張照片，居然找不到爹娘都在裡面的合照！」

留張漂亮的

對不起！只怕說了你要不高興。

如果你年歲夠大了，也應該主動「安排機會」，拍幾張臉孔清楚又有精神的照片，而且放在容易找到的地方（譬如保險箱或重要的抽屜裡）。

你總不會希望，你這輩子「最大的照片」模糊不清，或又老又醜吧！

省下旅遊錢，賠上一條命

如果你年輕的時候，一餐能吃三大碗，現在老了，只能吃一碗，請問，你應該吃得更好還是更差？

年輕時候三碗食物就算品質不夠好，因為你的吸收能力強，或許可以攝取一碗半的營養。而今就算你還能吸收一半，請問，一碗的一半是不是才半碗？何況老人吸收能力差得多，恐怕只能吸收三分之一，那夠嗎？會不會因此造成你更貧乏、更退化、衰老得更快？

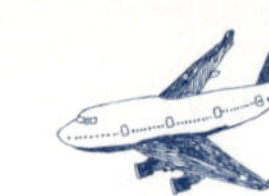

素淡不是貧乏

沒錯！常聽人說老來要吃得素淡，避免大油大膩，但是素淡並不表示貧乏。許多研究顯示，老人更需要補充蛋白質，趁肌肉流失的「後老期」之前，攝取足夠的營養，存夠老年的本錢。

別說「千金難買老來瘦」！一個人只要活得夠老，後來都會變瘦。瘦，是因為吸收能力差了，補充的不如消耗的，不得不從原先的身體裡提取，所以就算六七十歲還很胖的人，到八九十歲也會逐漸消瘦。好比你年輕時在銀行裡存不少錢，老來存得少、提得多，當然戶頭裡的錢會變少。為了不被早早提光，是不是該趁能賺的時候多存幾文？

所以醫藥專家常建議大家多運動、多曬太陽、補充鈣質，早早存足骨本！目的是什麼？是為了老年身體吸收能力變差，不得不從「老骨頭」裡透支。如果早早「存足了骨本」，日後比較不會骨質疏鬆。

小心趕鴨旅行團

人愈老，愈要重質不重量，絕不能因為吃得少、食欲差，而因陋就簡、愈吃愈差。

同樣的道理，如果你年輕的時候體力好，又外向，一年出去旅遊三次。現在體力差了，能出去一次已經不錯，你這難得的一次，甚至可以說「未來難得還有幾次」的旅行，應該更講究，還是更馬虎？

你老了，如果經濟條件許可，是不是還能像年輕人，挑「趕鴨子」的旅行團？

那種團讓你很晚才上飛機，上去還沒睡熟就到達了，結果前面辦理登機託運花了許多時間體力，到達之後又出關拿行李、上巴士，甚至直接帶到旅遊景點、購物商場。

你以為他們為你節省時間？為你好？

錯了！因為他要你在飛機上睡，可以省一天旅館錢，又把你耗到第二天晚

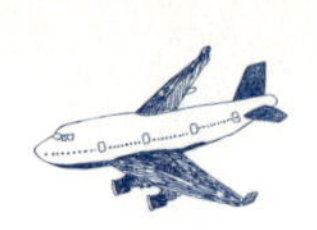

上才進旅館，為的是旅館下午才能入住，就算早早把你帶去，你也進不了房間。

請問，你前一天因為整理行囊、加上心情興奮，在家才睡幾個小時？到第二天終於可以上床，已經耗了多少時間？如果再「起得比雞早、睡得比狗晚、吃得比豬差、跑得比鴨勤。」你能撐得住嗎？所以多少老人，才出發就病倒了。

省下旅遊錢，賠上一條命

我有位親戚，在台北擁有三棟房，收租金就花不完了。可是她有一年陪丈夫赴老家探親，回來重感冒，肝炎惡化，沒多久就死了。

她死前對我嘆氣，說她為了省錢，住的旅館連暖氣都沒有，硬是被凍感冒。她老公又專挑便宜的餐館，她吃不慣，沒幾天就拉肚子。

她去的城市有不少高級旅館，他們不是沒錢，為何這麼省？連命都丟了，有再多的產業又如何？

累一天不等於累一路

人可以不服老，看來也不比年輕人差，但是要知道，你雖然能照樣跟著兒孫跑一整天，好像老當益壯。但是短時間不等於長時間，當你連續奔波的時候就要小心了！

你不能像年輕的時候，什麼都配合年輕人，他們不太能瞭解你的身體狀況，也常常不同情你的腳步慢。他們甚至像在家裡一樣，把孩子交給你帶。但是家裡帶不等於外面帶，一天跑東跑西，不等於連續早起晚睡地趕路。就算你勉強跟上了，也可能拚上半條命，傷了本！

累，可以恢復；本一傷，就回不來了！

下次旅行，先衡量自己的體力財力，要求兒孫配合你，不是你去將就他們。如果你富有，還可以由你出錢或補貼，安排個寬裕的旅行。你出錢，他們特別感念你、體貼你，左一句謝謝爺爺！又一句謝謝奶奶！感覺多好！

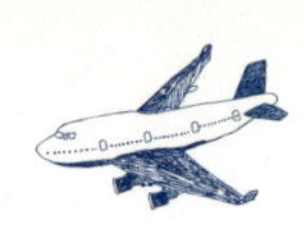

花錢積德買長壽

常聽人說：「有錢的人比較長壽。」

如果放在以前生活艱苦的年代，窮人常吃不飽，這句話或許正確。放在今天可就不見得了，君不見多少富人「錢在銀行，人在天堂。」反而一般人，如果懂得用錢，能夠長壽。

所以前面那句話應該改為：「會用錢的人比較長壽。」

錢是什麼

首先讓我們想想，什麼是錢？

錢其實是時間和勞力，是我們花時間力氣賺來的。

錢也是個數字，你把錢存在銀行，會生利息，如果你一輩子都不用，雖然愈積愈多，卻跟你沒有差不多。

會用錢的人既然在年輕的時候，花時間勞力賺了錢，就應該懂得到老來，把錢再換成時間和勞力。也就是把錢分給別人，請別人幫忙，以節省你自己的時間和勞力。

譬如你年輕的時候油漆房間，都是自己動手，親自去買油漆、買刷子、調顏色，站在梯子上一點一點漆，之後再打掃，既省錢，又有成就感。

今天你老了，還自己這麼做嗎？

我剛到美國的時候，一位曾任高官的鄰居，六七十了，居然親自登高梯漆外牆，一個不小心摔下來，頭著地，當場就死了。

值得嗎？他老了！沒力氣了！腳步都不穩了，又不是沒錢，還捨不得請人幫忙，當然可能傷到自己。

請年輕人幫忙，不但是智慧，也是德行。你老了，錢放在銀行，還有多少日子花？而年輕人正創業謀生需要錢，你拿出一些給他們，用錢換取他們的時間和勞力，不是既保障了你，又照顧了他們嗎？

用錢積德結善緣

有個詞——「孤寒」，形容得好極了！當你一毛不拔，明明有錢，卻裝成寒酸的時候，你自然會孤獨。

孤獨又沒人緣的你，如果有一天出了事、生了病，大家會願意幫你嗎？德，是要積下來的。人生在世，除了積財，也要積德，將錢財分給窮苦的人，就是以錢來積德。

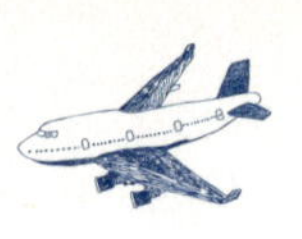

老人更應該以錢積德。算一算自己還用得了多少，實在有多的，就一點一點拿出來幫助年輕人。這樣做不但是積德、積善緣，也能促進經濟的繁榮。

還價要看對象

我年輕時很節儉，也是一點一點學、一點一點悟，才瞭解這個道理。

記得十幾年前，有一天我在路邊攤看上個黃楊木刻的小東西，是位年輕人在賣，他喊出價錢，我要他：「打個折吧！」

年輕人苦笑一下：「我是個學生，擺攤為了賺點學費，您就別還價了吧！」

我當場一愣，不再還價。回家一直想：可不是嗎？那東西才幾個錢，我還價又能還多少？而那孩子才能賺多少？就算他賣貴了些，只要不過分，何必跟他計較？

我不是要大家都當冤大頭。如果你窮，當然省一文是一文。如果你富有，根本不在乎那九牛一毛，就大方一點吧！只是我們從困苦的時代過來，好像還價是當然的事，砍價已經成為了習慣。

不小器，難大方

老人孤寒，常常也因為節省成了習慣，實在大方不起來。

我認識一位畫家，隨便畫幾筆就值不少錢。可是當學生、親戚向他買畫的時候，他斤斤計較。請客的時候也不叫什麼好菜，就算不好吃，也規定大家非吃完不可。

他還常對學生朋友說，改天這個送你、那個送你。

他非常高壽，但還是沒能兌現他的一堆支票。結果活的時候雖然高朋滿座，人一死，卻親朋故舊全不見了。

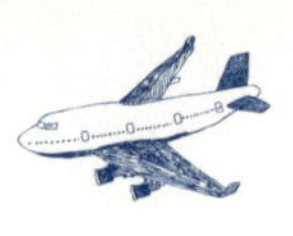

其實我私下觀察，老先生並不小器，當公益團體主動開口募款，他能一擲千金。只是除非別人開口，如果要他主動大方是很難的。那是他從小在困苦環境中養成的個性，就算八九十歲了，也難改。

瞭解了這一點，老人要想想自己是不是有這問題，會不會愈老愈孤寒？自己是不是很富裕，可以用錢省力氣、省時間，讓自己過得更好，也讓別人得到幫助。

花錢交朋友

最後，讓我再說個故事！

我認識一位老太太，麻將打到九十多歲，依然牌搭子不斷。過世之後，喪禮上除了老朋友，還有不少年輕人擦眼淚。

老太太當年說得好：

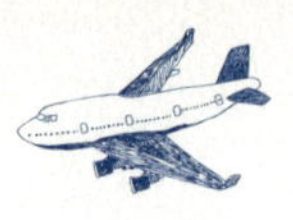

「有人問我，這麼老，都糊塗了，打牌老輸錢，為什麼還打？要知道，我這是花錢交朋友啊！我手都抖了，打得又慢，如果老是贏，人家還願意來嗎？這些年輕人來陪我玩、陪我吃飯，年年給我過壽，讓我有個不寂寞的晚年，多好啊！」

錢是死的，要花、要用，才能變成活的。

會用錢的老人能長壽，會用錢的老人不孤寒。

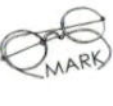

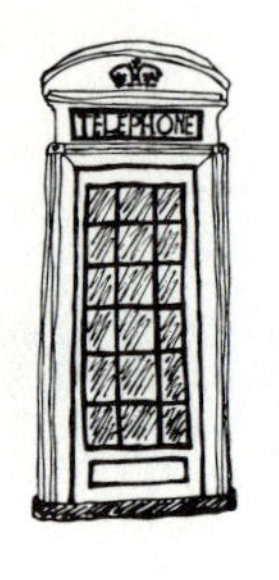

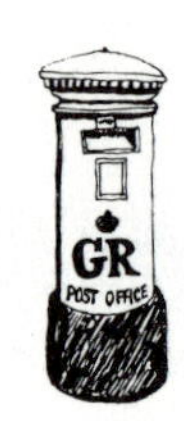

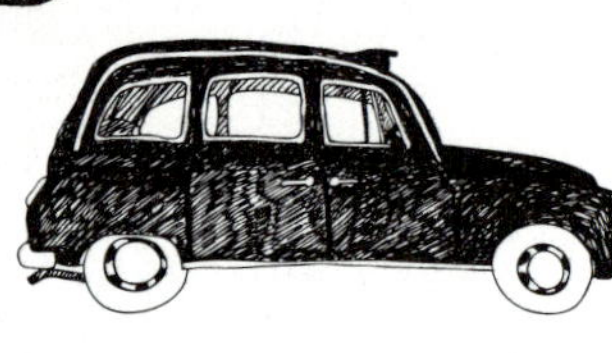

第七章 祛病延年

人的一生就像一天：
日出、日中、日暮、日落。
就像一輛車：
新車、好車、老車、廢車。
就像一架飛機：
滑行、爬升、平飛、降落。
要想開得久、飛得遠、過得充實，
就得規劃。

活得積極才能長壽

人的一生就像日出到日落。許多老人的表現像幼兒，只是幼兒一天天強壯，老人一天天衰弱，一邊是「長大」，一邊是「縮小」。

可不是嗎？我們常說「老小孩！老小孩！」老人可能說話更沒遮攔、更大膽、更逗趣，活像個小孩。

人老了，記憶差了，用詞愈來愈簡單，連寫作、繪畫，都變得更直接、更沒有矯飾。

小孩原先在襁褓裡，綁著尿布，只能吸吮、吃奶和流質的食物，漸漸能翻

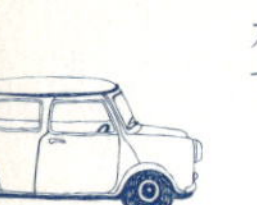

身、能爬、能走、走出他的小房間、跑向外面的世界。

老人恰巧相反，原本在外面跑的老人家，行動變得遲緩，不再多走動，漸漸躲回自己的房間。病在床榻，連翻身都難、大小便都不行，只能吃流質的食物。

用力托住下沉的老人

由出生到死亡，就是日出日落的一天。

每一天都會日落，每個人都會死亡。問題是，我們就等著一切發生嗎？還是應該盡力，使日落得遲一些？使晚霞更美麗？

從子女的角度看：如果你人到中年，父母已經七八十歲，你會不會想他們老了，你也沒辦法。於是到了吃飯的時候，把老人從他們的小房間請出來（或扶出來）；吃完飯，就算走過大家看電視的客廳，想老人反正耳朵眼睛都不好，於是直接送回臥室。

當我們帶小孩子，知道天氣好的時候要帶孩子出去外面跑跑玩玩，現在你家有老人，如同「老小孩」，你會不會帶他們出去？還是當老人說他不想動的時候，就順水推舟：「好！反正您出去也不方便，您就在家吧！」

老人不再出門、甚至不再曬太陽，不再跟家人有互動、不再說話、不再走路……有一天，不再呼吸。

這樣對嗎？會不會正因為他「往下落」的時候，你不設法托住，使他落得更快？

高級知識份子較長壽？

再從老人的角度想：

許多研究報告說高級知識份子壽命較長，你知道為什麼嗎？

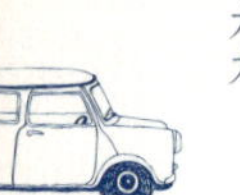

除了受高等教育的人可能經濟情況比較好，最重要的一點，是他們比較能自制。因為教育就是在教自律、自制、在教計劃時間、計劃生活：選擇題，你選了這個就不能選那個。明天要考試，你今天想出去玩，就不能出去。好幾樣功課，你哪樣先做？哪樣後做？要有優先順序。

這不是自制與計劃嗎？

了解自己，注意自己

今天你可以沒受過高等的教育，但是只要自律，也能延年益壽。從年輕的時候，你就要知道哪樣可以多吃、哪樣只能淺嚐。

你要了解自己、觀察家裡，你家有糖尿病的遺傳基因，你得注意糖、油和澱粉的攝取；你家有直腸癌的病史，你得知道定期做直腸鏡的檢查，最起碼

要注意排便的情況，做潛血的檢驗。

你還要了解「老」，知道人都會老，不要抱怨各種老化的現象，用正面心態迎向人生的最後階段，不致做個討人厭的老傢伙。

抗老到底

更重要的是，你要抗老、要「反做」！

明明腿沒力氣了、不良於行、不想出門，你應該硬是撐著走出去，曬曬太陽。

明明電視看不清也聽不見，你硬要逼著自己坐下來，跟兒孫們多聚聚，沾點年輕的氣息。

明明不想吃、或者不愛吃，只要知道那有利於你年邁的身體，就應該吃。

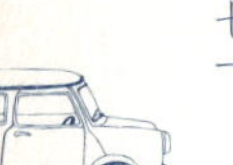

明明你整天都想睡在床上，只要你還動得了，就應該堅持「下地」。

你也可以培養些愛好，種種花、種種菜，養隻小寵物。讓你有「獲得」的歡喜和「付出」的快樂。許多你年輕時候想學想看想玩，卻沒能做到的，如今沒了後顧之憂，也都可以實現。

活得更積極

上天很妙！對於那些得照顧兒孫生活，和滿懷夢想、憧憬明天的老人，祂會使他們的骨質更密、身體更強。

因為那些老人需要在這世界上多留些時間。

至於成天唉聲嘆氣，怨自己只會吃糧食的老人，既然已經沒什麼生存的欲望、也沒什麼負擔，則比較快速老去。

長壽，要生活得有意義。

有意義的生活使人長壽。

即使年到百歲，我們還是要尋找人生的意義，能貢獻一分就貢獻一分！積極地活著！

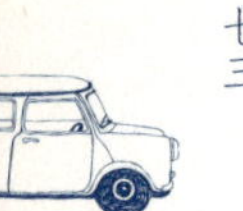

萬里老爺車

不久前「加拿大心臟及中風基金會（The Heart and Stroke Foundation of Canada）」推出了一個《運動與不運動兩種人生最後十年的對比》影片，全長不過一分鐘，卻嚇到了許多人。

人生的最後十年

那影片把螢幕分成左右兩部分，一邊是年輕時不運動的，一邊是常運動的：

當不運動的老人伸出瘦骨嶙峋的腳穿拖鞋；運動的老人正穿上球鞋準備出門。
當不運動的老人在病房艱苦地蹭上床；運動的老人正坐在門口臺階上脫鞋。
當不運動的老人坐上輪椅被推去曬太陽；常運動的老人正騎腳踏車出去兜風。
當不運動的老人用電動輔助器上樓；常運動的老人正要爬金字塔。
當不運動的老人打開藥罐子；常運動的老人正打開魚餌盒子。
當不運動的老人由看護餵食；常運動的老人正逗孫女用餐。
當不運動的老人掛上呼吸器；常運動的老人正在打領帶。
當不運動的老人繫上病患的名條；常運動的老人正戴上手錶。
當不運動的老人奄奄一息跟老伴告別；常運動的老人正兩口子貼著臉恩愛。

苟延殘喘也可以不壞

多麼驚人的對比啊！看到的人能不警醒嗎？

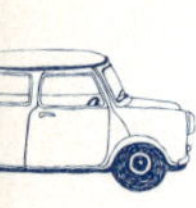

問題是如果你已經進入老年，怎麼辦？

每個老人的情況不同，如果你已經變成病床上的那一位，也別氣餒，你還是可以苟延殘喘。

不錯！苟延殘喘！雖然不能挽回健康，最起碼可以盡力維持慢一點惡化。你可以坐輪椅出去散散心，可以把兒孫叫到身邊開開心。雖然行動不便，你還是可以看電視聊天讀書。

苟延殘喘就是有口氣在，多少老人也能維持十幾年。如果意識清楚、心情好，不是挺好嗎？有些人甚至能在床上寫作、教課，就更不簡單了！

老爺車別上山

如果你年輕時雖然不運動，老來還不太差，就盡量維修保養吧！

人像車子，無論哪個廠牌總會老化。老化就會出毛病，一下子這個零件壞

了、一下子那個零件出問題。只要能換能修，車子就可以照樣開。

但是你想想！開老爺車能像開新車嗎？你還能開著去爬高山陡坡嗎？如果你這輛車總在平地開，開的速度不快不慢，又不常急煞車、轉彎，說不定能平平順順開很遠。

相反地，如果你這輛車夠老了，你卻不自知，開著上阿里山、青藏高原，很可能卡噹一聲，拋錨了！更糟糕的是突然煞車失靈，方向盤失控，直直栽下山去。

少時八面威風，老來百病纏身

人可以不服老，但是不能不知老。

運動也一樣，有些七老八十的人還運動跑步，甚至強迫自己一天非跑多少

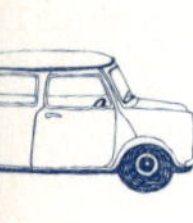

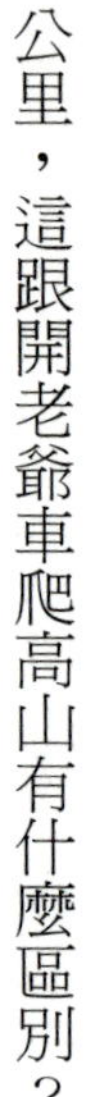

公里，這跟開老爺車爬高山有什麼區別？

早有研究顯示，中老年做劇烈運動，可能非但不能延長壽命，反而有負面影響。君不見多少運動員，年輕時八面威風，老來百病纏身！年輕時候透支，老來能不出毛病嗎？

總聽愛跑步的老人抱怨：「沒辦法跑了！膝蓋磨損，要換膝關節了。」跑步確實不錯，但是老年不一樣，尤其女性到了更年期，骨質容易疏鬆，散步可能比跑步還好。近年來許多醫學研究都說：一個禮拜五天，每天快步走三十分鐘，能大大增進健康、減少心血管的毛病。

那是一個禮拜五天，每天走，走的時間也差不多。「穩定持續」非常重要，老人尤其如此，要持之以恆，用不疾不徐的速度運動，而不是「偶爾猛然來一下」。

適時適地的運動

散步、打拳、練劍、跳舞，都不錯！但要適時適地。

多少人說一早是空氣最清新的時候，於是天剛亮就起床，跑去公園鍛鍊。那時候空氣最好嗎？

要知道植物雖然在白天吸收二氧化碳，吐出氧，晚上卻恰恰相反。加上剛起床的時候，很多生理機能還沒穩定，血糖低、體溫低、血液黏稠……都不適宜運動。哈佛大學醫學院早有研究報告，早上六點到九點是心臟病發作的高峰期，多少老人都在這時間出問題。

即使散步也得選擇比較沒有汙染的地方，如果你在繁忙的大城市，適合上下班交通擁擠的時候，在街邊一直走嗎？就算非走不可，也最好戴上口罩啊！

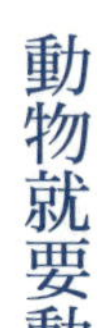

動物就要動

人是動物，不動就死了。老天爺總盯著看，你還需要不需要動？如果需要，就讓你骨質緊密一點、頭腦清楚一點、血壓正常一些。如果你已經不想動，則早早接你上天堂。

運動要適時、適地、適度、適齡。尤其老人，要知道自己身體的情況，心平氣和、穩中求進，不逞強、不任性、不躁進。好比一輛老車，只要開在平坦的大路上，維持一個速度，不亂踩煞車、不亂換檔。可能既省油又平穩，開得非常遠……。

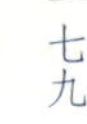

人生的空中旅程

如果用坐飛機來比喻人生，是再恰當也不過了。飛機起飛要先在跑道滑行，加足馬力往前衝，直到動力足夠，才能離開地面。剛起飛的時候要嚴格遵從塔臺的指示，按部就班循序漸進，升空之後也要聽航管的指示飛向目的地。這時候離地面比較近，容易受到氣流的影響。如果是噴射機，則能一路往上爬升，到達一萬公尺以上的「平流層」。

「平流層」的氣流穩定得多，絕大部分的雲霧都飄不了那麼高，所以就算地面的雷雨交加，平流層也能晴空萬里。除非遇到亂流，多半平穩舒適。

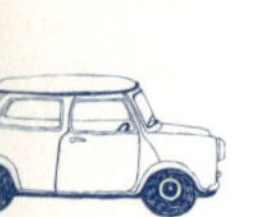

油料漸少，目的地也快到了，飛機開始下降，再次回到有陰晴雲雨變化的「對流層」，難免又得忍受上下的顛簸不適。

但是往另一個角度想，飛得比較低，更能看清下面的景色，山川大地、田園城市、房舍人家，原先在高空看不清的，現在全呈現眼前。漸漸看到遠處的機場，放下輪子、對準跑道，一點一點地降低高度，終於平穩落地。

人生的起飛

我們幼年時要一步步學走路，一口口被餵食，一字字被教育，聽大人的指示，按部就班地學習，不就像飛機遵從塔臺指示，在跑道上滑行嗎？

積蓄了足夠的力量，我們開始迎向外面的挑戰。從失敗中汲取教訓，從年少輕狂走向成熟穩健，不就像起飛的時候嗎？

有些人是動力有限的小飛機，不能飛到「平流層」。但是低飛有低飛的美，他們穿雲過雨，可以欣賞一路的陰晴變化，看下面親和的大地。好比天賦有限的平常人，雖然不能爬得很高，卻可以活出豐富的滋味。

高空的平穩與亂流

至於噴射機，則能一路衝上萬尺高空，享受晴空萬里的平穩舒適，好比含著銀湯匙出生的人比較容易成功。只是他們也可能遭遇晴空亂流，應變不及就會受傷，而且愈在高處、輻射愈強，有許多潛藏的危險。

高處也比較看不清大地。高空見到的白雲，在地面看可能是厚厚的黑雲；上面看到的黑雲，從地面看又可能是薄薄的白雲。好比在高位的人，跟群眾距離遠，不容易知道人間的疾苦。

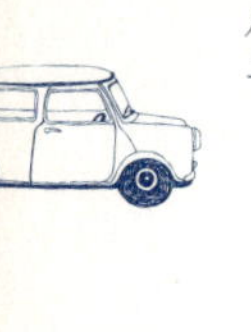

降落凡間的時刻

無論飛多高，最後都得降落，也都得再次穿過雲霧、忍受顛簸。多麼神勇的人都得老，接受每個老年人都可能遭遇的不便。

只是從另一個角度想，重新回到十里紅塵也不錯。好比進入醫院的高官巨賈，就算住特等病房，也會遇到尋常百姓。從他們身上見到自己，見到每個人都有的生老病死。每個人都是人，每個人都會落到地面，很平凡、很平等！

這何嘗不是反省和頓悟的時候。面對往生，好比看見機場，要在塔臺指引、自動導航和手動駕駛之間，選擇最好的方法降落。

不好好降落的飛機像不注意保養的老人，極可能突然失控、意外墜機。懂得飛行的人，則知道節制飲食、平靜心情，用同樣的油料，飛更遠的距離。

人生多像飛機的起飛、航行與降落啊！既要認清自己的才具、知道自己的限度，又要努力學習、奮力飛行。

同樣的機型，可能因為駕駛維修的不同，有些才起飛就得迫降，有的能續航到更遠的目標。有些半途折翼、空中解體，有些平穩降落、安全抵達。

年輕不老，
老得年輕

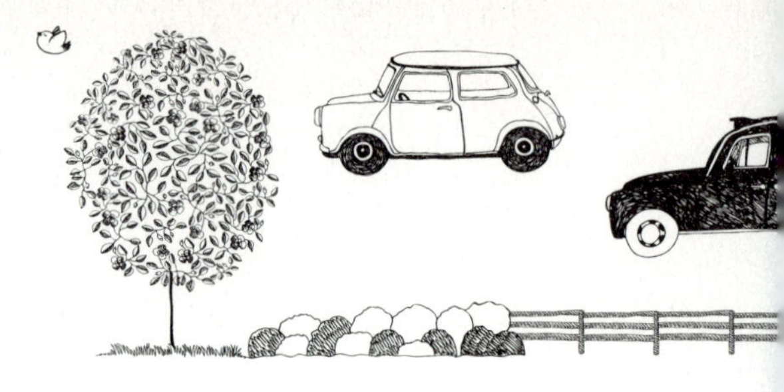

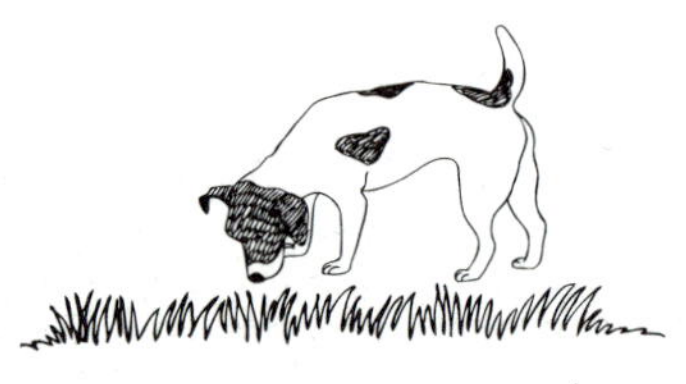

第八章 善待眾生

他們很可能是你最後看到的，
他們很可能是看你到最後的。
當你向送行的親友揮手時，
他們可能站在其中。

彼亦人子也

說個真實故事：

有位老奶奶哭著對兒媳婦告狀：傭人偷了她的一萬塊錢。

那傭人也哭，說她沒偷，不知道老奶奶把錢放在哪兒了！

「就是妳偷的！妳沒偷誰偷了？我的錢不見了，一定是妳偷的！」老奶奶喊。傭人就哭得更凶了，還舉著手對天發誓，自己是清白的。

「媽！會不會是您塞在哪兒，忘了！」兒媳婦問。

「我沒忘！我沒那麼糊塗！」老奶奶拉著兒媳婦進屋，打開櫃子，指著抽屜：「我錢都放在這兒，記得清清楚楚，上禮拜才數過。」

「多少錢？」

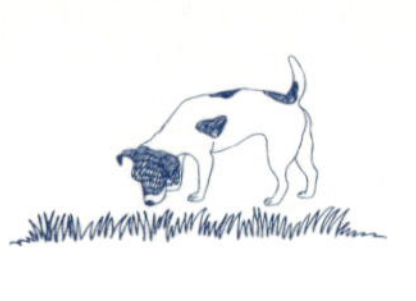

「一萬！一千的票子，十張。零錢她沒偷！妳瞧，剩這麼幾十塊。」

「您細細找！說不定沒看到。」媳婦幫忙翻了翻抽屜，也沒翻到。轉身對婆婆說：「我等會兒有空，再幫您整個櫃子找一遍，說不定掉在別的地方了。」

媳婦進自己房間，傭人追在後面哭：「太太！我對天發誓，沒碰奶奶的錢。」

「沒事！等會兒我帶她找。」女主人把門關上了。外面又傳來老奶奶的吼聲：「快拿出來！我知道就是妳偷的！不然我報警！」

媳婦趕快打開門：「媽！您別急！哪至於報警呢？我幫您找，一定找得出來。」接著進老奶奶房間，把抽屜整個拉開，東西一樣一樣拿出來。第一個抽屜找完了，又找第二個。

「不會有的！」老奶奶喊：「我向來都擺第一個抽屜。」

「是嗎？」兒媳婦轉過臉，接著一伸手，從第二個抽屜裡拿出一疊錢：

「這是什麼？」

老奶奶一把搶過去，拉開綁在上面的橡皮筋，數了數，不吭氣了！

一直躲在廚房哭的傭人也不哭了，出來謝謝太太。

「別謝！老人難免健忘，妳別介意。」

說完女主人進臥室，關上門，從口袋裡掏出一疊錢，放回皮包。

❖

這故事你看明白了嗎？

女主人為什麼口袋裡藏了一疊錢？是老太太的嗎？老太太的不是找到了嗎？

那又是誰的？當然是女主人自己的，她口袋裡先塞著一萬塊，什麼意思？

真相很簡單，那女主人怕老太太繼續鬧，所以先回房間準備了一萬塊，再去帶老太太找，如果真找不到，就會把一萬塊偷偷塞進抽屜，再拿出來騙老太太說找到了！

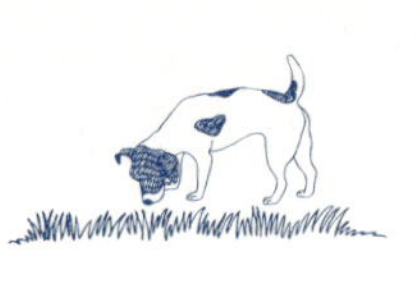

結果翻第二個抽屜，發現老太太真忘了。所以沒用上口袋裡準備的一萬塊。

這故事是那女主人親口跟我說的，說上一個傭人就是被老太太趕走的，後來才發現是老太太自己忘了。問題是那個傭人非但被誣賴，捲了鋪蓋，而且傷了自尊。

小心報應在自身

人最大的傷害，就是心靈的傷害，傷到自尊。

問題是，許多人對傭人頤指氣使，不把人當人，一再地傷人自尊。

尤其是老人！一方面因為人老健忘，像前面的故事，容易亂怪罪別人。一個原因是，老人生在上一個時代，比較有等級尊卑觀念，再不然以前吃過不少苦，如今自己日子雖然好了，卻見不得對傭人好。

最明顯的是許多人（包括一些年輕的主人）看不得傭人閒，只要看見傭人一刻沒做事，就覺得傭人在偷懶，換句話說：就覺得自己養了個拿錢不做事的人。

即使家財萬貫的主人，都可能有這種心理。他們卻不想想，你請傭人，不是來照顧你的家嗎？再不然照顧你年邁的父母、年幼的孩子，你要傭人來照顧你的最愛，你卻處處欺侮他，這對嗎？

多少傭人為你做牛做馬、把你的老人家推進推出散步、為你的孩子把屎把尿餵奶。他們自己家可能也有年老的父母、年幼的孩子。

他們為什麼放下自己的最愛，來照顧你的最愛？因為他們缺錢，不得不委屈。就算他們逆來順受，如果你處處欺負他們，他們心裡能高興嗎？你對他們的恩，他們會報答在你的身上。如果他們心裡積怨，會不會也報在你和家人的身上？

彼亦人子也

蘇東坡的兒子進京趕考，陪了一個書僮，蘇東坡特別叮囑兒子：「彼亦人子也，當善視之。」

「彼亦人子也。」多好的一句話！就算是傭人屈就在你家，他們也是別人的兒女、別人的母親或父親。就算辛苦勞動是他們的工作，他們必須聽命於你，你也不能傷人自尊。

愈是出身卑微的人，心靈愈脆弱，愈容易受傷害。所以下次當你要喊：「阿香！妳拿我鑽石戒指了嗎？」之前，先想想是不是可以換句話說：「我又糊塗了，又找不到我那鑽石戒指了。阿香，幫我找找吧！」

這暗示，會不會好得多？

唯女子與小人為難養也？

上一篇文章提到傭人沒偷東西，受委屈的事。今天講一個更精采的：一個外籍女傭，照顧年邁的老太太兩年多，老太太往生，傭人不得不回她自己的國家。

兩年多一起生活，傭人很盡職，主人也對她非常好，把她當一家人看待，有時候主人全家出遊，不能帶殘疾的老媽媽，就交給女傭一筆錢，讓她自由支配。出遊歸來，女傭會把剩下的錢，算得清清楚楚，一文不少地還給主人，可見她的真誠實在。

女傭回國那天，特別先徵得主人同意，烤了兩個蛋糕，一個留給主人，一

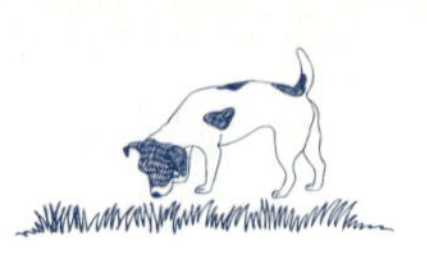

個帶回老家，送給她多年未見的媽媽。

主人一家去送機，蛋糕脆弱，不能交運，傭人大包小包，還提著蛋糕。遠遠看見女傭過檢查站，主人一家人捨不得走，踮著腳揮手。

「安娜好像有問題。」小孩的眼睛厲害，「我看到好幾個海關的人圍著她。」

「別亂說！」主人兩口子牽著孩子，依依不捨地回家了。但是才到家就接到航警的電話：「檢查一下，你們的首飾是不是被偷了？」

女主人大驚，衝進臥室，打開櫃子，天哪！所有珍貴的金銀項鍊手鐲全不見了。

「藏在蛋糕裡！」男主人說：「安娜在海關被抓了。」

人生要設防

這女傭多鬼啊！她掌握主人一家對她毫不設防的心理，平常不動，以免被

發現。直到最後一天才下手。她還怕主人會按規矩在傭人離開的時候檢查行李。所以特別把首飾藏在蛋糕裡帶回家。卻沒想到海關要檢查，這一照X光，全曝了光！

前一篇我雖然說要對傭人寬厚，即使不見了東西，也要小心說話，以免傷了傭人自尊。但是凡事都有兩面！害人之心不可有，防人之心不可無。完全不防備，有時候反而容易造成犯罪。

擋君子不擋小人

記得我以前買房子的時候，前任屋主指著臥室的一個櫃門說：「看！這上面是有警鈴的，如果不先消掉，只要打開就會響。我家傭人來的第一天，我就會告訴他。」然後聳肩笑：「其實我常忘了上警鈴，但有這麼個警告，對大家都好！」

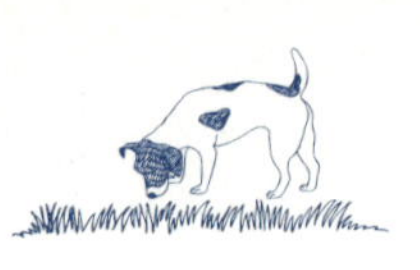

「對大家都好！」這是多有學問的一句話！如同「擋君子不擋小人」，很多鎖非常容易開，但是只要有那層鎖，可能的小人，就成為君子。如果沒有那層鎖，原先是君子的，也可能被誘惑，成為小人。

只要有外人，家裡就不能不多一分防備。尤其老人，記憶差，愈得小心，絕對要避免「露白」，給人製造機會。

裝個千里眼

還有個好方法就是裝監視器錄影，現在科技發達，簡簡單單的無線攝影機，往牆上一掛就成了，還能讓家人在千里外透過網路監看。尤其家裡有老人的，加上這麼一個鏡頭，就算你從來不看，也有嚇阻的效果。許多老人被傭人欺侮，上了新聞，都因為有這種監視錄影。

我們常說：「先小人，後君子。」人們能長久處得好，常常因為「醜話說

在前面」，當你用一個人，一開始就告訴他你是一絲不苟、依法辦事，把他的職責和你的要求，說得清清楚楚，遠比你「臉皮嫩」，模模糊糊不說清楚要好得多。

中國人經常情理不分，孔子說：「唯女子與小人為難養也，近之則不遜，遠之則怨。」就是這個道理。當你跟傭人太遠的時候，他會怨你擺架子，不近人情。當你跟他太近，又可能造成他「沒大沒小」。怎麼拿捏得恰到好處，是門大學問，最根本的方法是你要表現出「你是個公私和情理分明的人」。

舉個例子，你可以交給傭人一筆錢，要他看情況支配，但這不表示可以一團爛帳，因為今天你不跟他計較五塊、十塊，明天他可能五十、一百地打爛仗。愈打愈模糊，問題就出來了。

小心蠶食變成鯨吞

又譬如，傭人喜歡你的什麼東西，就算你正打算扔掉，也不能只要他說喜歡，就送給他。

你必須了解人的心理，今天他說喜歡這個，很容易就成為他的，明天他看上那個，是不是會想也可能成為他的？漸漸地，「你的」和「他的」中間界線變得模糊，加上如果你年歲大，自己愈來愈糊塗，就可能一樣一樣蠶食鯨吞，全被侵占了。不見多少老人家後來幾乎被傭人挾持嗎？

子女不管、老人不清，主從之間沒個規矩，如果老人的產業又多，常常會出問題。

問題的基本原因，是不清！一開始就情理不分、公私不分、職責不分，加上老人糊塗、子女不察、積重難返。

把傭人變成貴人

相信你一定聽過這樣的事：

家裡雖然有傭人，但是只管洗菜切菜和清理，真到炒菜的時候，非請老媽媽掌勺不可。家人也愛四處宣傳這件事，老媽媽聽了更高興，因為那表示「還是媽的手藝好」，傭人怎麼都趕不上。

問題是，傭人真學不會嗎？還是你存心不教他？又或因為你不想讓他「掌勺」，他乾脆得個便宜，不學了？

老人家覺得自己活得有價值是好事，足以因此延年益壽。只是，人都會老，老媽媽能掌勺多久？當她體力愈來愈不行，不能親自料理的時候，是不是還得「放手」？

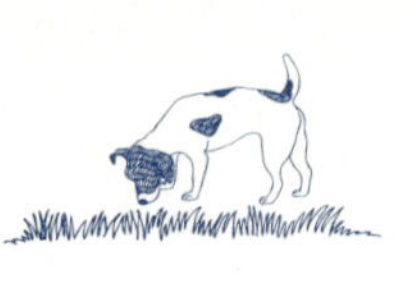

抑或，只好吃外賣？

我就見過這種事，老媽媽硬朗的時候，炒菜炒得滿頭大汗，傭人在旁邊當觀眾，好像主僕易位。後來老媽媽站不動了，不得不交給傭人，全家又覺得味道不對，只好帶著傭人一起吃館子。

傭人也可能是你的老師

你認為這樣好嗎？顯示你是能幹的主人嗎？

錯了！要知道除了特懶惰的，每個人都希望肯定自己的價值，老媽媽要肯定自己，傭人也一樣。你讓他站在旁邊看，他不見得有面子。

第二點，是你教他，他才能獨立，替代你的一部分工作，讓你得以休息，或有暇處理其他事。一個鉅細靡遺的主人，如同大小事一把抓的領導者，很難有大的成就。

而且每個人都要學。今天傭人來你家，你可以教他；相對地，他也可以教你。他可能介紹你吃他家鄉的菜，做不同的口味，他雖然出身可能不及你富裕，卻能為你打開另一扇窗，開闊你的視野、豐富你的生活。

我就有位朋友，自從僱了印傭，食物變得更多樣，孩子會說不少印尼話，連家裡用的電器都更先進了。

原因是那印傭曾經在杜拜做過許多年的管家，把她在富豪家用過的東西介紹給後來的主人。

傭人是你的「入門弟子」

所以傭人來的第一天，先不要小看他。你要假設他什麼都懂，給他發揮的機會。而當你發現他不會的時候，一方面要示範，一方面要教，而且確定他真會了。

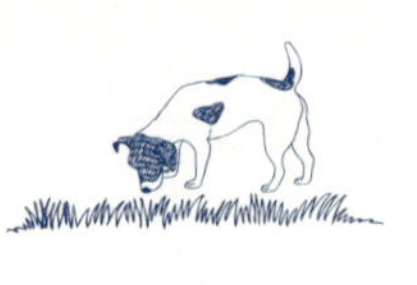

他新來的時候，一定對你家的習性不熟。他不會，你要教；他不懂，你要明講。千萬不能看他做不好、不順眼，就乾脆自己動手。你都做了，他還做什麼？當他沒事做的時候，可能反而心慌，怕你隨時辭退他。

帶傭人跟帶員工沒什麼差別。會帶員工的人，能夠分層負責，把事情分給屬下。會帶傭人的主人，會注意工作的分量，不一次交代太多，把人累死，又讓某些日子閒得發慌。

他可能比你的兒女更管用

如果你僱的是看護，要早早跟他建立良好的關係，把家裡重要物品的位置和醫療器材的用法，早早教給他。甚至特別安排機會，讓他跟你的親朋認識，如同你家裡的一員，隨時可以聯繫。

於是，你一天天老去，他一天天接手。他的工作可能愈來愈重，跟你的情

感也一天天累積。他為你燒飯、為你洗澡、為你穿衣，甚至為你清屎倒尿。

你兒女都不會做、不願做的，他都在做，如果你從心底對他好，他會心甘情願地服侍你。

多少老人，生命的最後幾年是跟著看護度過的，看護比兒女更親。多少老人，最後的時刻是看護叫的救護車，是看護送的終。

傭人、管家、看護，都是緣，不能忽視的緣！他的出身可能遠不如你，但是人生而平等，不可看不起他。你可以成為他生命中的貴人，也使他成為你的貴人。

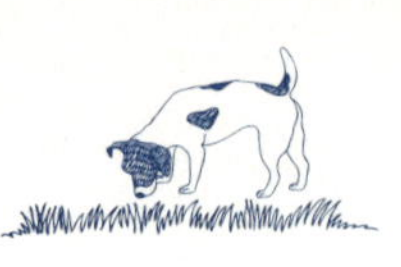

家有可愛毛小孩

人老了，等你的人就愈來愈少了。

年輕時候，你出門，小孩子會巴望著你歸來。但是你老了，就算孩子等你，也可能是怕你老年痴呆走失了，再不然在外面發生了意外。

這時候如果你還想得到那種被盼望，甚至「欣喜若狂」迎接的感覺，最好的方法就是養隻狗。

養狗麻煩，這是很多人不敢養狗的原因，問題是如果你從另一個角度想，那些麻煩並不盡然不好。

舉個例子，就算你早上想賴床，或外面下雨，不想出去，「到時候」，那「毛小孩」就可能逼著你出門。

你疼牠、愛牠，再不然怕牠「就地解決」，不得不撐著帶牠出去，這種定時的散步對身體不是很好嗎？所以早有統計報告出來：養狗的人會比較健康。

寵物能療癒

養狗也有降血壓的好處，這是因為狗能讓你舒心，譬如你在外面累了，或者碰到問題，心情沉悶地回家，還沒進門，裡面已經大聲歡迎，打開門，更是又叫又跳又撲又舔，你鬱悶的心情是不是一下子被打斷了？

對的，是「被打斷了！」我們很難無憂，但是可以忘憂，我們也很難一天二十四小時完全放鬆，但是可以暫時放鬆，這種把你的注意力帶開，讓你暫時忘憂和放鬆，對身體的幫助是很大的。

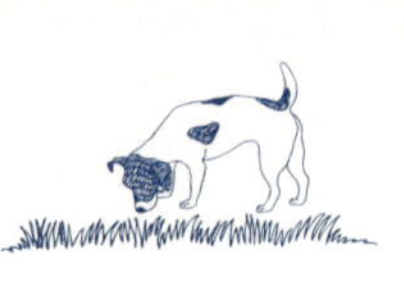

寵物讓你付出愛

更重要的是，養寵物會讓你更有生的樂趣。哈佛大學曾經作過研究，讓老人院的老人養寵物，會使老人活得更積極、更長壽。

道理很簡單：因為人活在世界上，是要「得到愛」與「付出愛」的。寵物使你得到牠們的愛，而且是無條件的愛，牠們不像人會有很多心眼、跟你吵架、討價還價，而是一味地付出，傾全力地歡迎你、討好你。

你要給寵物餵食、洗澡、剪毛、看病，還得給牠們清理糞便。起初你確實可能不習慣，但是漸漸地你不再感覺，而且更愛牠們。因為愛是要付出的，你愈付出愛，愈會愛！牠愈需要你、倚靠你、仰賴你，你愈感覺自己的重要。

最傷害老人的就是「自覺無用」，當你覺得自己是廢物，就會降低你的生存意志。而今你有了牠，或者有了牠們，你們彼此需要、彼此付出，多有意義！

寵物是最忠實的伴侶

老來更怕寂寞，尤其是子女距離遠，老伴又不在的老人。伴兒，哪裡找？你不太老的時候，一群老人還能串串門。等大家都老了，你就會發現消息少了，人都不見了。這時候如果你還有餘力養隻寵物，與你作伴、為你看家、聽你說話，有些貓狗還能哼哼唧唧地跟你對話，或露出懂得的表情，你能不開心嗎？

寵物真是最好的聆聽者了，牠們乖乖聽、不會頂嘴，於是你可以用你的想像，想他們的表情，獲得回饋的滿足。而且就算你自稱是牠們的媽媽爸爸、爺爺奶奶，畢竟牠們不是你生的，所以即使牠們比不過別人的寵物聰明漂亮，你也不會在意。不像你親生的孩子，考試比別人差一點，你都要冒火。這種無求使你無爭，無爭就能滿意，滿意當然快樂。

相對地，狗不嫌家貧，你的寵物死心塌地的，比你另一半還執著地緊緊跟

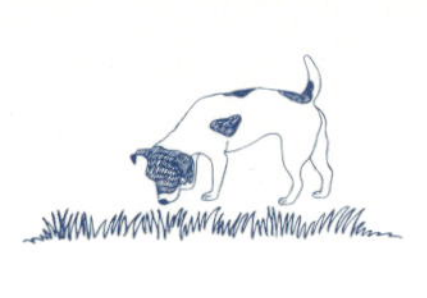

著你，打不還手、罵不還口，趴在你腿邊承歡膝下，跑在你眼前蹦蹦跳跳，還會對外人張牙舞爪，讓你一邊阻止、一邊偷笑，多棒！

尤其是冬天，一個人孤獨冷清，如果腳邊有條狗，身上偎隻貓，狗的活力遠比人強，貓的身上帶電，還有熱敷和電療的效果，只要你不對牠們過敏，這些寵物真是既能「暖心」，又能「暖身」，還給你安全感。

我看過很多人原先討厭貓狗，只因為孩子要，不得不勉強接受。過幾年孩子離開家了，連個電話也少有，所幸身邊還有毛小孩，取代了孩子的地位。怪不得有位老朋友對我說，現在她想通了，當年孩子要養寵物，就是打算今天給她作伴。

所以除非你老得動不了，如果感覺寂寞，大可以拋棄對貓狗的成見，養隻可愛的毛小孩。

附記：以領養代替購買

在這給你一個建議：

除非你因為對毛屑敏感，只能養幾個特殊品種。最好去收容中心，領養流浪的貓狗。因為許多在收容中心的貓狗，只要一段時間沒人領養，就會被安樂死。你把牠帶回家，等於救牠一命，讓牠重生。當你看牠從無精打采，甚至滿身是病的可憐樣子，在你的照顧下，變得神采奕奕，不是更多一分付出愛的成就感嗎？

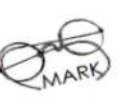

年輕不老，
老得年輕

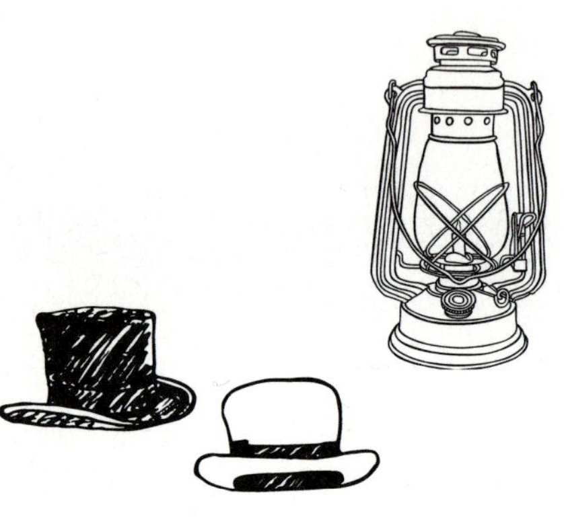

第九章

細數家珍

眾裡尋它，不如回頭燈火；
四處掏寶，不如細數家珍。
許多寶貝都因為主人的逝去而蒙塵，
許多老人都忽略了先人留下的財產。
既然沒有能力出去打天下，
不如回頭檢點既有的江山。

小心寂寞拍賣師（一）

不久前有個新聞，一對英國老夫婦打算賣房子，搬家前整理東西，翻到個不怎麼顯眼的中國花瓶，大概是祖輩留下來的，原本要送到跳蚤市場去，正巧有個朋友來，說這些年中國人發了，四處買骨董，可以拿去給專家看看。於是拿到一個拍賣公司，沒想到拍了幾百萬英磅。

據說這消息出來，好多英國家庭都把老東西拿去鑑定了。

奸詐的專家碰上不肖的子孫

連外國人都可能有中國寶貝，咱中國人能沒有？

當然有，你不見好多行家專門到老宅子和破落戶「撿漏」嗎？床底下掏出老漢的尿壺，原來是清宮的好東西；廚房裡用了幾輩子的大水缸，敢情是明代的文物。

那些寶貝的主人知道嗎？當然不知道，加上撿漏的專家不露聲色，明明看到好東西，心跳已經兩百了，還故作鎮定，順手摸摸、隨口問問：「您這玩意兒雖不怎麼樣，倒還有點意思，我可以拿回去種花養魚，一百塊讓了吧？」

不肖子孫還以為來了散財童子，興奮地立刻賣了。沒過多久，東西就上了拍賣圖冊，搞不好還當封面，喊價千萬。

誰知道自己祖輩會不會是收藏家，又會不會當過小偷土匪？像是參加八國聯軍，到清宮搶了寶貝，帶回家不敢拿出來，一藏藏了幾代，後人也就不知怎麼回事了。

又有一種可能，是有些人會隱藏財富，黃金白銀太顯眼，他買器物書畫，往箱子裡一塞，半生的積蓄全在裡頭了。如果他沒早早告訴兒孫，又遭逢意

外，沒機會說。這壓箱底的寶貝，到了不識貨的後代手上，會不會隨手扔掉，或三文不值兩文賣了？

有眼不識傳家寶

知道了這一點，趕快想想家裡有沒有什麼老東西？好東西？

問題是就算發現可能的骨董，但是你不內行怎麼辦？

跟前面那對英國夫婦一樣，找比較懂的朋友來看嗎？

誰懂？有幾個懂的？真懂嗎？又懂多少？

如果你擁有價值連城的寶貝，你朋友內行，或你朋友的朋友內行，看出來了，會怎麼樣？

他們一定說真話嗎？會不會財迷心竅，給你出個價，暗槓了？

還有，就算你有的是國寶，碰上個不在行的朋友，說不值什麼錢？你就把國寶當舊貨扔了嗎？

鑒定的人比什麼都重要，我建議你最好找知名的拍賣公司。

就算你怕麻煩，不願意把東西搬去鑒定，也可以拍幾張照片，寄過去。

假如真是好東西，保證沒兩天，拍賣公司的人已經急如星火地來敲門了。

貨問三家不吃虧

他們出個價，你就賣了嗎？

還是不行！你怎知他們是不是出得太低？

所以你就算找拍賣公司，也最好「貨問三家」，而且要是比較沒有關係的三家，譬如一家北京的、一家台北的、一家香港的。而且讓他知道你也問了別家。免得他亂開價，或勾結起來「坑」你。

千萬別以為交給拍賣公司「上拍」就一定不吃虧。

要知道，同一家公司的拍賣也有「大拍」和「小拍」的不同。一樣的名家作品，大拍叫價幾百萬，小拍可能只估幾十萬。因為小拍的宣傳少、規模小，往往東西雜，還可能摻水，有不少假貨。

今天如果拍賣公司接了你的東西，說給你送去拍賣場。他會不會送去小拍？而且故意不宣傳，就算印在目錄裡，也放在不重要的位置？

你或許要想，哪家拍賣公司不希望拍高價？他們不會存心拍低價的。那你可錯了！你怎不想想，他要怎麼合法地把你的寶貝變成他的？

很簡單！透過公開拍賣：

拍賣場上早有他安排的自己人，他很不熱情地喊出你的東西，下頭人還沒反應，他的人已經舉牌，啪！他閃電落槌。於是你的寶貝順理成章成為他的。

不久前有個洋片《寂寞拍賣師（*The Best Offer*）》不就這樣嗎？

主角確實是專家，可是當他鑒定的時候已經留一手，把個稀世珍品說成普

通老東西，還好像賣多大面子似地幫你「上拍」。

今天他閃電落槌，拍了三萬，過不了多久，在別的拍賣場裡，那東西又出現了，拍了三百萬、三千萬，請問是誰搞得鬼？

總之，貨問三家不吃虧。

問題是，三家當中出價最高的就一定好嗎？

那也不一定。咱們下次談！

小心寂寞拍賣師（二）

說個故事給你聽：

老王最愛看《鑒寶》這類節目，每次見到有人在地攤上買來的小東西，被鑒定為官窯珍品，一下子發了，心裡都癢。

這一天活該老王中獎，八百年沒進柴房，為了幫老婆找貓，進柴房邊翻邊叫「咪咪」，突然看到下頭壓了個雕花的小東西，敢情是個鳥籠，拉出來，籠子早破了，倒是裡面裝鳥食和水的兩個小碗還好。

「這碗的品相不凡！」老王靈光一閃，「不是我爺爺老提著遛鳥的籠子嗎？我爺爺以前不是說他老跟清宮的太監們打交道嗎？搞不好這就是清宮的

寶貝。」趕緊把那兩個小瓷碗摘了出來，第二天就上網找了家鑒定單位，把東西送了去。

骨董要會診

「一般看看，三百塊，但是不開證書，開證書的得六千。」鑒定單位的小姐說。

「就一般看看吧！真不真？」老王說。

好大個紫檀木的桌子，一個白頭髮小老頭縮在桌子後面，指指眼前鋪的毯子：「東西拿過來。」

老王伸長了手，小心翼翼地把兩個小東西遞過去。

「一般看看嗎？」

「是！一般看看。真不真？」

「什麼叫真？這不真是倆瓷碗嗎？餵鳥的？你家的？」小老頭沒好氣地問。

「我爺爺的！」

小老頭把兩個碗一一翻過來，看看底，還摳了摳、聞一聞：「包漿不錯，東西還算老，值不值錢，還得會診。」小老頭把東西又推了回來。

「會診？」

「對！就像看醫生，我一個人說不準，得找一堆博物館的專家會診。」小老頭把「會診」兩個字特別拉長了說。

「會診收多少錢？」

「會診要開證書，如果是真東西，六千！如果不真，不能開證書，不要錢。」

老王想了想，不真不要錢，真才要錢，太好了！真一定值大錢，就算撒個六千也不算多：

「會診吧！」

好一個清官窯

才過三天，老王就交了六千塊，拿到一張清官窯的證書。而且小老頭給了優待，兩個碗開在一張上，足足省了老王六千。

「最少能賣一百萬！」小老頭笑吟吟地送老王出門，還指指門口書架上的拍賣圖冊：「拿去給這家，說我看過的。」

老王沒聽小老頭的話。他心想：貨問三家不吃虧。我怎麼能全聽你的呢？要是你們勾著，明明值三百萬，你們串通好說只值一百萬怎麼辦？

老王又上網，查了兩家有名的拍賣公司，還先去為小瓷碗配了錦盒。

誤入叢林的小白兔

第一家是個年輕小夥子接待，就在櫃檯前，站著，把錦盒打開，拿出來瞄了一眼：「民窯的小東西，我們不收。」說完就轉身進去了。

「這什麼態度？」老王一肚子氣，去第二家，而且沒開錦盒，先把小老頭的證書掏出來。

看東西的是個中年人，請老王進個大房間，裡面還有兩個人，一屋子煙，霧似的，燻得老王直咳嗽。

「來！看看！看看！」中年人招呼：「白頭看過的。」

「白頭」八成指的是小老頭。老王因此信心大增。

可是三個人面無表情地你傳我、我傳你，看了一遍，把東西往錦盒裡一塞，相對笑笑，露出個特殊表情：「對不起！我們不能看。」

「不能看？」老王不懂。

「是啊！」其中一人說：「看不出來，不確定，您還是拿給××拍賣看吧！他們更內行。」

他說的正是小老頭介紹的那家。

敢情遇到了伯樂

果然，才進那家拍賣公司，老王就成了上賓。

「張老看過的還有問題嗎？」主事先生跟小老頭一樣滿頭白髮，連錦盒都沒打開，就拿出一張紙，「您要是信得過把這麼好的東西交給我們，就填個單子。我們建議您起拍價七十萬，底價八十萬，目錄上估價印一百萬。從七十萬開始喊價，八十萬以下不賣，算流拍，八十萬以上才成交。成交之後手續費，買家賣家各半。」還加上一句：「我們這是要得少的，看看人家香港幾家拍賣公司，最少要四分之一。」

老王想想，另外兩家不接，這家接了，雖然八十萬比小老頭說的一百萬少了些，天上掉下來的，也夠了。就低頭簽。

「好東西，要好好介紹。」白頭主事先生打開一本拍賣圖錄：「我建議您多花點錢，印四頁，除了東西本身加上放大特寫，我們再為您好好介紹文物的來歷。」

「來歷？」

「是啊！您不是說您爺爺以前常進清宮，還見過光緒嗎？」

「他只是認得幾個被趕出來的太監，怎可能見過光緒？」

「就說見過，進清宮總可能見到一眼，您那麼小，他只是沒告訴您，而且那時候亂，說也沒好處。」

「現在有好處？」

「那當然，賣古玩，什麼是玩？玩就得有故事、有得玩，一邊摸一邊想，有意思，這才真，才賣得上高價啊！」

肥水落入誰家田？

拍賣前，老王拿著「拍賣圖錄」四處送，得意極了！朋友間一下子傳開：「老王爺爺庇佑，傳給他一對寶貝，老王就要發了！」連好久沒聯絡的親戚都來打招呼。

拍賣公司看老王足足要了兩箱圖錄去，也問：「要不要找幾個親戚朋友幫忙喊幾口，壯壯聲勢？」

老王不懂。

「您這都不懂？就是喊價七十萬的時候，叫自己人喊七十五萬，有人跟七十五，就往上舉八十，跟的人多，就繼續加。拍賣就怕氣兒不足，這氣兒一起來，說不定能喊上底價的十幾倍。」

「十幾倍？」老王眼睛都發光了。

拍賣當天人還真不少，當然包括老王安排的。

果然，一路喊、一路加、一路舉牌，從七十喊上兩百萬了，還有好幾個人跟。老王的表弟在手機裡問：「還跟不跟？」

「人這麼多，當然跟！」

「兩百一十萬！」表弟舉牌，一堆人跟著舉。

「兩百二十萬！」表弟又舉，一堆人還跟著舉。

「兩百三十萬！」表弟再舉，突然，那些原先舉牌搶著要的人，全不動了。

「兩百三十萬！兩百三十萬！兩百三十萬！」拍賣官喊了三次，啪！落槌了！

小心寂寞拍賣師（三）

前面故事裡的老王賺到了嗎？

沒賺到！非但沒賺，還倒賠了兩筆：

第一，他把東西交給拍賣公司，得自己負擔印製圖錄的費用。他又聽拍賣公司的建議，多印好幾頁，得花不少錢。（所以好些拍賣公司，騙所謂的「藏家」拿東西出來，就算沒賣成，也賺了印製圖錄的錢。）

第二，老王以一個新手，居然就找人下去喊價，吃了虧！

拍賣場上，賣家為了拉高價錢、提升人氣，確實經常會自己找人下去舉牌。好比原先估價十萬，看四周有人舉牌，就叫自己人也舉。如果還有人跟，

表示買氣沒退，就再自己舉，引誘別人繼續加價。

問題是，老王原先不是看見場子挺熱，有好幾個人在「競標」嗎？怎麼突然之間，那些人全不見了？

那些人會不會是拍賣公司安排的？目的是引誘老王繼續加價，當四周人不加了，只好由老王自己買回。

這買回有什麼好處？就是拍賣公司可以收手續費。如果他們的規矩是收百分之二十，老王的東西喊到兩百萬，拍賣公司就能坐收四十萬。多划算哪！多少拍賣公司賣一堆爛東西、假骨董，幹什麼？就是為了收手續費！（當然也有好多做骨董生意的，故意拿假貨去拍賣，就算自己拍回，也上了拍賣公司的圖錄，以後可以指著圖錄騙外行人：「瞧！這寶貝可是上過拍賣的，假得了嗎？」）

現在回頭看看老王，那兩個小瓷碗是他拿出去拍的，也是他自己買回的，賣家加上買家，他是不是得足足支付拍賣公司百分之二十的手續費？

同行相忌也相護

由前面的故事還可以知道，鑑定單位不一定可靠。

本來嘛！什麼是真、什麼是假？製作骨董的人早死了，死無對證，誰說了算？

所以拍賣公司一般都會說，他們不保證東西一定是真的，只能說經過他們的專家鑑定，認為是真的。如果買家後來證明是假貨，可以退件。

一樣道理啊！鑑定公司的小老頭也可以說，以他和他那批朋友會診的結果，認為是真的。

再不然，他說他確定那是某家的風格。譬如在鑑定書上寫：「據本鑑定單位鑑定，此作確實屬於張大千的畫風與筆法。」

你能看得出，那表示是像張大千，而不是張大千的作品嗎？

隔行如隔山，多少小藏家就這樣被騙一輩子。拿了一張鑑定書，就至死認

定自己有的是真跡。把個假得不成樣子的東西，當作傳家寶傳下去，直到有一天遇到真正的專家。

真正的專家也不見得說實話啊！如同前面故事裡的第二家拍賣公司，他一看到「白頭」的鑒定書，就算知道「有問題」，也只說自己沒辦法看，不敢收，不會明講是贗品。

同行嘛！何況那些鑒定專家，還可能時不時地照顧一下拍賣公司。私下透露發現好東西，叫拍賣公司快去下功夫。

這是多好的眼線哪！拍賣公司能得罪嗎？

死道友不死貧道

那個小老頭不是也建議老王拿去給第三家拍賣公司嗎？

就算東西不值錢，拍賣公司也賺到了啊！

當然，有信譽的拍賣公司是比較嚴格的，就算他們偶爾放水，那假東西也多半「假得真」，是所謂的「高仿品」。譬如老王去的第一家，就比較實在。

老王如果警覺，他應該知道當三家有兩家都不接，第三家卻估高價的時候，很可能有「詐」。

沒錯！可能前兩家都瞎了眼，第三家才識貨，但那是不是真貨呢？

老王該不該再找兩家估估看？最起碼小心些，別為印製圖錄花大錢，更別要小技巧，找自己人去舉牌。這樣就算連底價都沒人買，也不過損失那點印圖錄的小錢，不致「著了道」，吃大虧啊！

祝你發大財！

對不起！一個有關骨董的小事，我卻花那麼多篇幅分析。因為常有朋友拿寶貝來找我「看」，我又是說實話的人。只見來人一個個抱著發財夢來，再沮

喪無比地走，搞不好出門還要罵我胡說，實在很無奈。

還有個原因，是家家都可能有寶貝，我希望大家知道該怎麼發現、怎麼估價、怎麼處理。

快看看家裡不起眼的老東西吧，說不定你馬上就要發了！

年輕不老，
老得年輕

國家圖書館出版品預行編目資料

年輕不老，老得年輕 / 劉墉作. -- 初版. --
臺北市：聯合文學，2016.04
240面；15×21公分. --（繽紛；198）

ISBN 978-986-323-145-5（平裝）
855　　　　　104027040

繽紛 198

年輕不老，老得年輕

作　　者　劉　墉
發 行 人　張寶琴
總 編 輯　李進文
責任編輯　黃榮慶
資深美編　戴榮芝
校　　對　劉　墉　黃榮慶　陳惠珍　李進文
業務部總經理　李文吉
行銷企畫　李嘉嘉
財 務 部　趙玉瑩　韋秀英
人事行政組　李懷瑩
版權管理　黃榮慶
法律顧問　理律法律事務所
　　　　　陳長文律師、蔣大中律師

出 版 者　聯合文學出版社股份有限公司
地　　址　(110)臺北市基隆路一段178號10樓
電　　話　(02)27666759轉5107
傳　　真　(02)27567914
郵撥帳號　17623526 聯合文學出版社股份有限公司
登 記 證　行政院新聞局局版臺業字第6109號
網　　址　http://unitas.udngroup.com.tw
　　　　　E-mail:unitas@udngroup.com.tw

印 刷 廠　沐春創意行銷有限公司
總 經 銷　聯合發行股份有限公司
地　　址　(231)新北市新店區寶橋路235巷6弄6號2樓
電　　話　(02)29178022

出版日期　2016年4月　初版
　　　　　2016年9月21日　初版十五刷
定　　價　280元

作者版稅將悉數捐贈台東縣南迴健康促進關懷服務協會，並在水雲齋 www.syzstudio.com 公佈細目。

ISBN 978-986-323-145-5（平裝）《本書如有缺頁、破損、裝幀錯誤、請寄回調換》

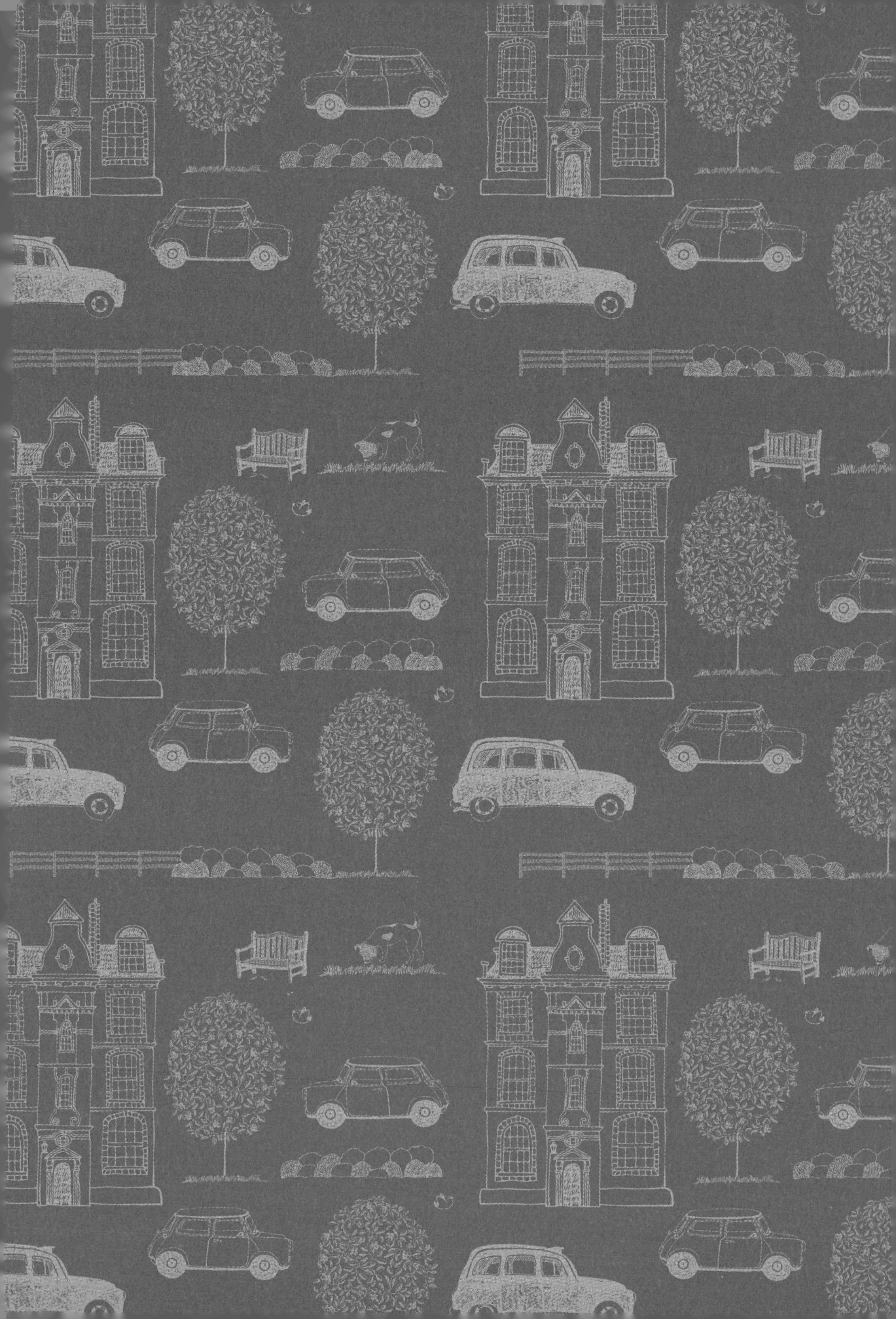

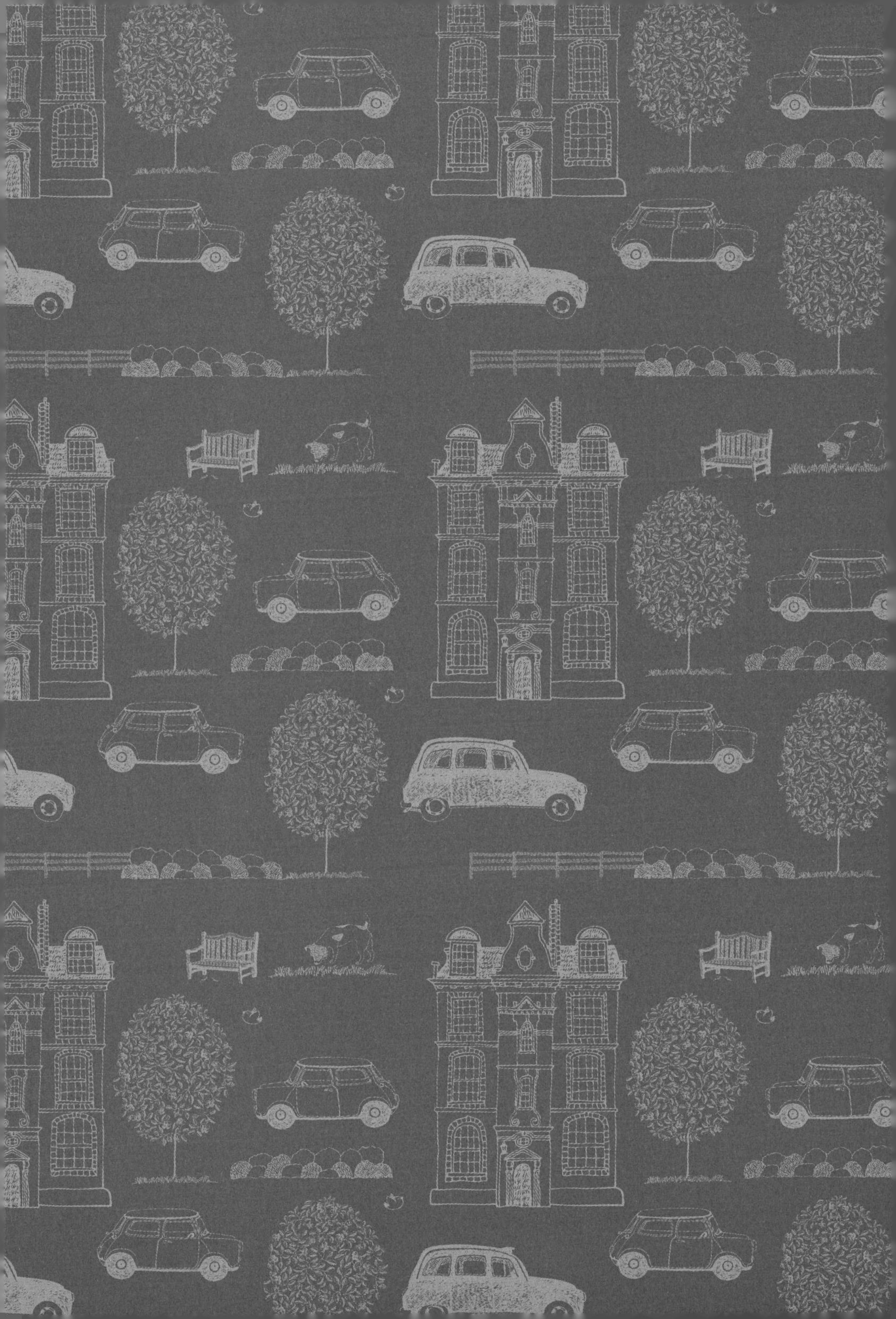

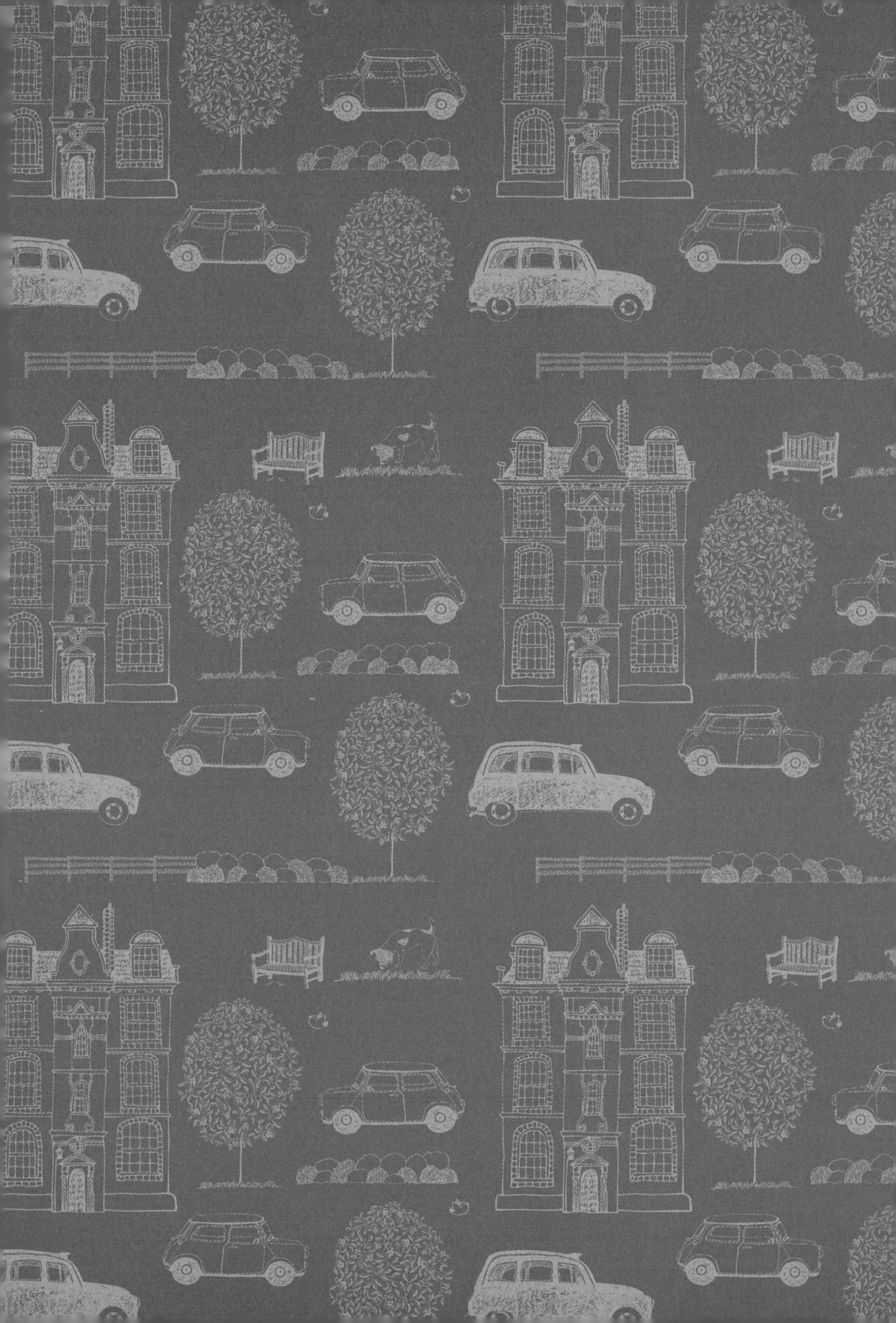

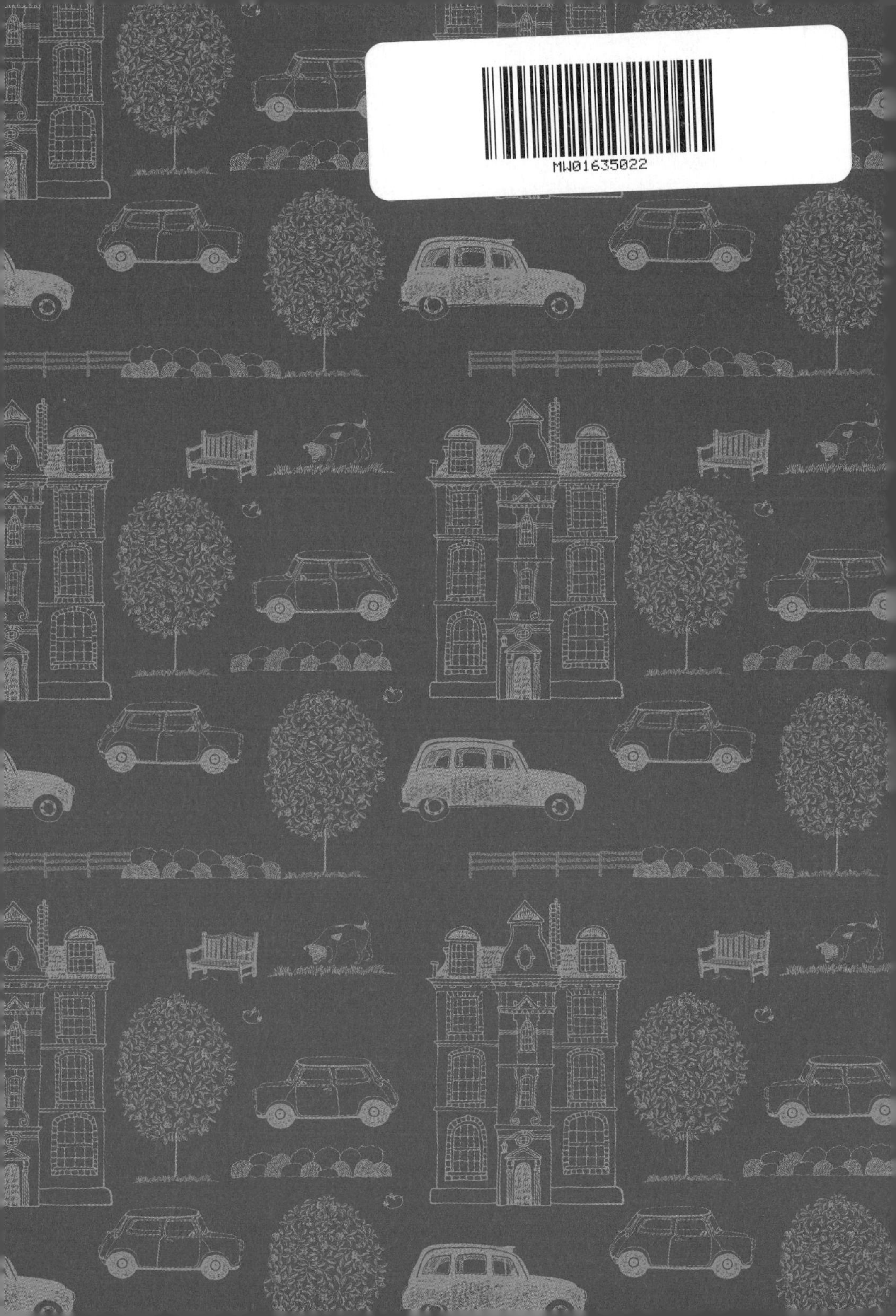

MW01635022